U0203548

高血压
特色疗法

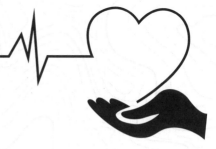

杜廷海　牛琳琳　温　鑫　主编

河南科学技术出版社

·郑州·

图书在版编目（CIP）数据

高血压特色疗法 / 杜廷海，牛琳琳，温鑫主编.
郑州：河南科学技术出版社，2024.12. -- ISBN 978-7-
5725-1538-5

Ⅰ. R259.441

中国国家版本馆CIP数据核字第2024X79Y39号

出版发行：河南科学技术出版社
　　　　　地址：郑州市郑东新区祥盛街27号　　邮编：450016
　　　　　电话：（0371）65788613　65788628
　　　　　网址：www.hnstp.cn
策划编辑：张　晓
责任编辑：张　晓
责任校对：董静云
整体设计：张德琛
责任印制：徐海东
印　　刷：河南文华印务有限公司
经　　销：全国新华书店
开　　本：720 mm×1 020 mm　1/16　　印张：10.5　　字数：171千字
版　　次：2024年12月第1版　　2024年12月第1次印刷
定　　价：45.00元

如发现印、装质量问题，影响阅读，请与出版社联系并调换。

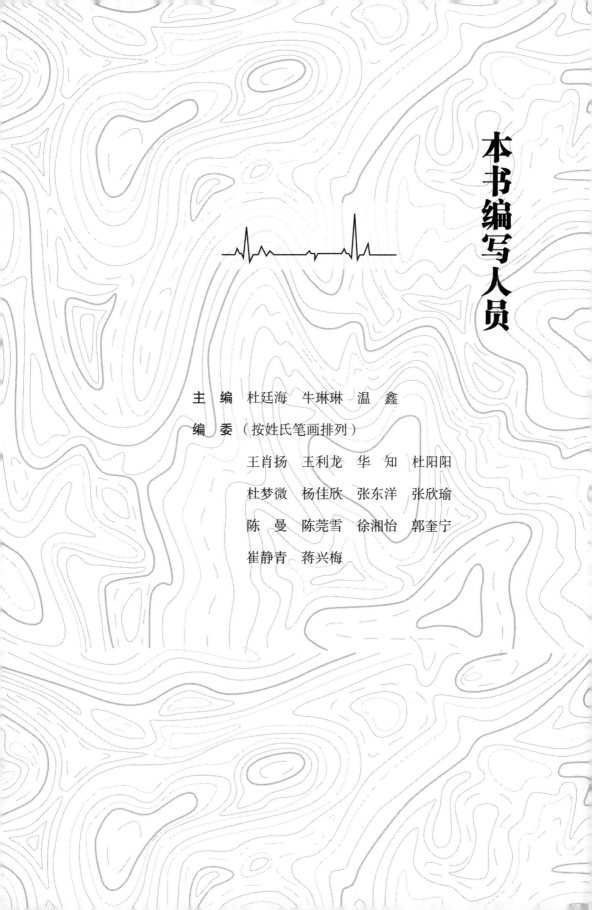

本书编写人员

主　编　杜廷海　牛琳琳　温　鑫

编　委　（按姓氏笔画排列）

王肖扬　王利龙　华　知　杜阳阳

杜梦微　杨佳欣　张东洋　张欣瑜

陈　曼　陈莞雪　徐湘怡　郭奎宁

崔静青　蒋兴梅

内容提要

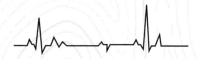

　　本书根据作者长期从事高血压中医诊疗的经验，参考国内外中西医研究成果编写而成，介绍了高血压的特色疗法及数智化管理。

　　本书共 18 章，从"关注血压、欢度人生"起始，介绍了如何在早期发现高血压，明确高血压的病因、分期、分级和中医辨证类型，指出通过家庭的数智化管理处理各种问题的办法，详细论述了中医传统导引技术、辨证食疗法、辨证循证药物疗法、情志疗法、中医五音疗法、穴位贴敷疗法、穴位推拿疗法、耳穴疗法、中药沐足疗法、针刺疗法、艾灸疗法、拔罐疗法、药枕疗法、茶疗、其他疗法的具体操作规范和注意事项。作者倡导通过数字化、智慧化、三级联动创新型社区 / 家庭高血压健康管理理念和方法，来适应未来高血压防控的需求。

　　面对基层医疗卫生机构和家庭的高血压管理"主战场"，本书资料新颖，对于通过阅读难以理解的内容，可扫码观看视频，内容通俗易懂。本书为基层医务人员和高血压患者的必读物，也是家庭－社区家庭医师－医院专科医师三级联动、中医健康管控高血压的重要参考书。

前言

您知道自己的血压是多少吗？如果不知道，请立即测量。

《中国心血管健康与疾病报告 2022》显示，估计我国成人高血压患病人数为 2.45 亿，且患病率仍呈升高趋势。中国高血压调查发现，2012—2015 年中国 ≥ 18 岁的居民高血压患病粗率为 27.9%，加权率为 23.2%，我国人群高血压患病率随年龄增加而显著增高，但青年高血压亦值得注意，18~24 岁、25~34 岁、35~44 岁的青年高血压患病率分别为 4.0%、6.1%、15.0%。18 岁以上人群高血压的知晓率仅为 51.6%。

如果发现自己有高血压，也不必恐惧，因为高血压可防可控。

研究表明，降压治疗可将脑卒中风险降低 35%~40%，心肌梗死风险降低 20%~25%，心力衰竭风险降低超过 50%。预防和控制高血压，是遏制我国心脑血管疾病流行的核心策略。然而，虽然我国高血压患者的治疗率和控制率近年来有明显提高，但总体仍处于较低的水平，2015 年分别达 45.8% 和 16.8%。在知晓自身患有高血压的人群中，仅有 1/3 的患者能够接受有效的治疗。在接受治疗的患者中，仅有 10%~20% 的患者能够实现血压达标。收缩压每升高 20 mmHg 或舒张压每升高 10 mmHg，心脑血管疾病发生的风险就会倍增。高血压控制不达标，是导致心肌梗死、脑卒中、肾脏病、充血性心力衰竭等疾病的主要危险因素，是心脑血管疾病的"无声杀手"，给家庭和社会造成了沉重的负担。

高血压的防治工作，应从医生做起，从现在做起，对高血压要做到早知晓、早预防、早治疗、早达标。收缩压每降低 10 mmHg 或舒张压每降低 5 mmHg，死亡风险降低 10%~15%，脑卒中风险降低 35%，冠心病风险降低 20%，心力衰竭风险降低 40%。

中医治疗高血压有标本兼顾、副作用少、多靶点调节、安全有效、能延缓疾病进展的特点。特别是中医特色治疗技术，适宜在社区和家庭开展，对于稳定血压、减少靶器官损害、预防并发症等有一定优势。

基层医疗卫生机构（社区卫生服务中心、社区卫生服务站、乡镇卫生院、村卫生室）是高血压管理的"主战场"，其数智化管理水平的高低将直接影响我国未来心脑血管疾病的发展趋势。

本书作者主持国家重点研发计划项目（2020YFC2006605）和国家中医临床研究基地业务建设科研专项（2019JDZX2009），建立了乡镇高血压研究基地。在建设过程中，深深体会到高血压特色疗法和数智化管控的重要性。

管控高血压，从现在做起，让我们一起行动，开启健康生活，实现理想血压。

本书在编写过程中，参考和借鉴了已出版发表的相关论著，在此谨致以诚挚的谢忱。

目 录

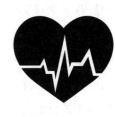

第一章

关注血压 欢度人生

血液在血管内流动时，对血管壁形成的侧压力叫作血压。医师使用收缩压和舒张压来计算一个人的血压。收缩压即所谓的"高压"，是心室收缩时血压所达的最高值，正常范围为 90~119 mmHg（1kPa ≈ 7.50mmHg，为符合日常习惯，本书仍用 mmHg），正常高值为 120~139 mmHg，高血压的诊断标准为收缩压 ≥ 140 mmHg；舒张压即所谓的"低压"，是心室舒张时血压所达最低值，高血压的诊断标准为舒张压 ≥ 90 mmHg。血压太高，会冲击血管壁；血压太低则无法推动血液流动，导致组织缺血。在未使用降压药物的情况下，非同日 3 次测量诊室血压，收缩压 ≥ 140 mmHg 和（或）舒张压 ≥ 90 mmHg，则可诊断为高血压。

一、高血压的发生率：触目惊心

高血压病是一种世界性的常见病、多发病，患病率呈现逐年上升趋势，且越来越趋于年轻化。

高血压的发生率触目惊心。

《中国居民营养与慢性病状况报告（2020 年）》显示，我国 18 岁及以上居民高血压患病率为 27.5%，其中 18~44 岁、45~59 岁和 60 岁及以上居民高血压患病率分别为 13.3%、37.8% 和 59.2%。

2023 年 9 月 19 日，世界卫生组织（WHO）发布首部《全球高血压报告》，全球高血压患者人数已达 13 亿。《全球高血压报告》显示，全球高血压患者（收缩压 ≥ 140 mmHg 或舒张压 ≥ 90 mmHg 或正在服用降压药物者）人数，在过去 30 多年间翻了一番，从 1990 年的 6.5 亿增至 2019 年的 13 亿。2019 年，在 30~79 岁的成年人群中，东地中海地区的高血压人数约为 9900 万，西太平洋地区约 3.46 亿，非洲地区约 1.06 亿，美洲地区约 1.97 亿，欧洲地区约 2.30 亿，东南亚地区约 2.94 亿。然而，30~79 岁的高血压患者中，只有 54% 被诊断出患有高血压，42% 接受高血压治疗，21% 得到控制。换言之，近半数的高血压患者不知道自己的患病情况，约八成的患者未能获得充分治疗。

据统计，2012—2013 年我国成人高血压患病粗率约为 27.9%，意味着每四个成年人中就有一位高血压患者。2019 年，我国 30~79 岁成年人高血压患病人数约为 2.567 亿，其中男性高血压患病率约为 30%，女性约为 24%。高血压诊

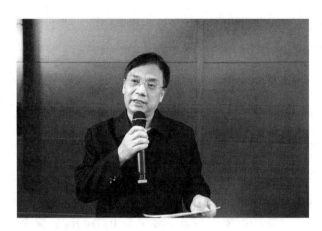

断率为 52%，治疗率为 39%，治疗达标率仅为 16%。

二、高血压的后果：危害全身

对于很多人来说，当血压缓慢升高时，身体并不会有明显不适，如果不做体检，则很难发现自身血压的异常。但是无症状并不意味着没有伤害。高血压带来的危害是一个长期、静默的过程。

初期，全身的大、中、小血管开始痉挛、硬化，这些变化多发于冠状动脉、脑动脉、肾动脉、眼底动脉，逐步损害心、脑、肾等重要器官。临床中，很多致残、致死的疾病，都与高血压相关。

（1）脑卒中（中风）：约 80% 的脑卒中与高血压相关。血压达标可使脑卒中发生率降低 35%~40%。

（2）心肌梗死：约 50% 的冠心病患者合并有高血压。若将血压控制在合理范围，可使心肌梗死的发病概率降低 14%。

（3）肾动脉硬化：血压长期升高会引起肾动脉硬化，导致肾功能损害。肾功能损害反过来又会使血压进一步升高。

（4）眼底病变：约 70% 的高血压患者会发生眼底病变，严重者甚至会失明。

（5）分娩风险：孕妇如患有高血压，将面临巨大的分娩风险，严重时甚至可造成孕妇和新生儿死亡。

血压长期升高会损伤头颈部动脉，是脑动脉粥样硬化的主要危险因素。随着病程的进展，头颈部动脉弹性降低、脆性增加，同时可伴随动脉斑块形成，以及动脉管腔狭窄。血压发生波动时，如情绪激动、受凉、劳累等，急剧升高的血压超过脑血管的承受能力时，易发生脑血管破裂，即出血性脑卒中，又称为脑出血，具有相当高的致死率；发生斑块破裂时，易诱发血栓形成，堵塞头颈部动脉，使大脑因缺血、缺氧而坏死，即缺血性脑卒中，又称为脑梗死，具有相当高的致残率。在高血压所有的并发症中，脑卒中是最主要的心血管事件，血压升高的幅度越大，发生脑卒中的风险就越高。据亚太队列研究（APCSC）显示，中国居民收缩压每升高 10 mmHg，脑卒中发生风险就会增加 53%。因此，可以估算一下，你的收缩压高出了多少个 10 mmHg？未来发生脑卒中的风险究竟有多高？可能你对估算结果难以置信，但不要感到意外，据统计，我国脑卒中的年发病率约为 250/10 万。因此，脑卒中重在预防，高血压重在合理治疗。

对于心血管来说，血压越高，心血管事件和心血管疾病造成的死亡人数就越多。具体就是，收缩压每升高 20 mmHg 或者舒张压每升高 10 mmHg，心血管疾病的发生风险就会成倍增长。

三、管控好血压：健康人生

血压是需要精心维护的指标，血压管理不当，超出自身的调控能力时，会增加高血压的患病风险。高血压具有"高患病率、高心血管疾病发生风险"的特点。

每个成人都应该定期测量血压，早发现、早治疗，降低各种高血压并发症风险。每个人都应该健康生活，把高血压的风险降到最低。高血压患者，不能仅仅满足将血压降到 140/90 mmHg，而是尽可能降到 130/80 mmHg 以下。

其道理如下：

（1）收缩压每升高 10 mmHg，或舒张压每升高 5 mmHg，死亡风险升高 10%~15%，脑卒中风险升高 53%，冠心病风险升高 20%，心力衰竭风险升高 40%。血压每上升 20 mmHg，死亡风险则会提高 1 倍。

（2）降压对脑血管的好处。以收缩压升高为主的患者，收缩压每下降 10 mmHg，脑卒中的发生风险可降低 30%；以舒张压升高为主的患者，舒张压每下降 5 mmHg，脑卒中的发生风险可降低 40%。

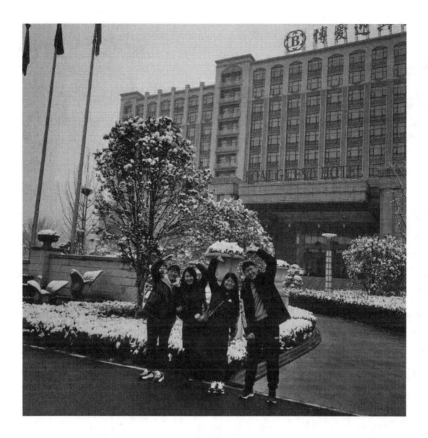

（3）降压对心血管的好处。收缩压每降低 10 mmHg，或舒张压每降低 5 mmHg，死亡风险降低 10%~15%，冠心病风险降低 20%，心力衰竭风险降低 40%。心血管事件发生率下降 20%。

高血压的患者，只要正确认识高血压，合理治疗高血压，将高血压的危害降到最低，仍然会度过自己的美好人生。

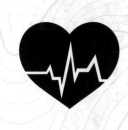

第二章

高血压诊断

一、如何早期发现高血压?

很多高血压患者在早期无明显的症状，也因如此高血压有"隐形杀手"的称号。如果能及早发现病情，甚至在血压偏高的时候就能引起足够的重视，就可以及时预防、尽早治疗，这对于病情的控制具有非常重要的价值。

1. 定期测量血压　要想早期发现高血压，测量血压非常关键。要养成定期进行体检的习惯，经常测量血压，尤其是有高血压家族史者。健康人群建议每年测量血压 1~2 次。高血压易患人群建议每 3~6 个月测量血压 1 次。高血压患者中血压已达标者建议每周测量血压 1~2 次，未达标者建议每天测量血压 1 次。

如果出现轻微的头痛、头晕、烦躁、失眠等不适症状，也应及时测量血压，并到医院就诊。

此外，无论男女，最好在 35 岁之后开始定时体检、测量血压。

有人一看到大夫就紧张万分，这个时候测量血压的意义不大。为了避免测量血压时出现"白大衣综合征"，建议在家中进行血压监测。

2. 了解高血压常见症状　高血压的常见症状有头晕、头痛、耳鸣、失眠、颈项发硬、心慌、胸闷、无力、视物模糊或眼花、头皮和手足麻木等。当出现上述症状时要立刻测量血压。

3. 高血压的易患人群　应了解高血压的易患人群，对这些人更应加强血压的监测。

（1）有高血压家族史或遗传史的人。父母都有高血压时，子女患高血压的概率为 46%；双亲中一人有高血压时，子女患高血压的概率为 28%；无高血压家族史时子女患高血压的概率为 3%。

（2）超重或肥胖者。

（3）有不良嗜好（嗜咸和长期大量吸烟或饮酒）者。

（4）长期应用口服避孕药物替代治疗者。

在高血压早期，特别是年轻人，是可逆的，只要治疗得当，这部分人血压可以恢复到正常，也就是痊愈。但如果患高血压的时间过长，长期升高的血压会进一步加重动脉硬化，不用药物治疗血压就很难恢复正常。

二、如何正确测量血压?

(1)应选择经认证的上臂式电子血压计,并定期校准。

(2)袖带的大小适合患者上臂臂围,袖带气囊至少覆盖 80% 上臂周径,常规袖带长 22~26 cm,宽 12 cm,上臂臂围大者应换用大规格袖带。

(3)规范测量"三要点":安静放松,位置规范,读数精准。

1)安静放松:去除可能有影响的因素(测量前 30 min 内禁止吸烟、饮咖啡或茶等,排空膀胱),安静休息至少 5 min。测量时取坐位,双脚平放于地面,放松且身体保持不动,不要说话。

2)位置规范:上臂袖带中心与心脏(乳头水平)处于同一水平线上;袖带下缘应在肘窝上 2.5 cm(约两横指),松紧合适,以可插入 1~2 指为宜。

(4)首诊测量双上臂血压,首诊以后通常测量读数较高的一侧。若双侧测量值差异超过 20 mmHg,应警惕继发性高血压的可能。

(5)确诊期间的血压测量,需间隔 1~2 min 重复测量,取两次读数的平均值记录;若收缩压或舒张压的两次读数相差 5 mmHg 以上,应测量第 3 次,取读数最接近的两次的平均值记录。

目前,市场上血压计的种类和产品五花八门,大家可根据各种血压计的优缺点进行选择。在选购时,还需要检查产品标签是否有医疗器械注册证号,是否符合相关要求和标准。臂式电子血压计的准确性和重复性较好,测量方法易于掌握,临床研究证据较多,是居家测量血压的优先选择。

可以将您的血压计带到医院,与医院专业的设备进行结果对比。大多数的家用血压计可以正常使用 2~3 年,之后为了确保其准确性,您可以对它进行校准后再使用。

三、如何确诊高血压?

高血压诊断标准为:在未使用降压药物的情况下,非同日 3 次测量诊室血压,收缩压 ≥ 140 mmHg 和(或)* 舒张压 ≥ 90 mmHg。

---

*:"和(或)"包括三种情况,即①收缩压 ≥ 140 mmHg 且舒张压 ≥ 90 mmHg;②收缩压 ≥ 140 mmHg 且舒张压 < 90 mmHg;③收缩压 < 140 mmHg 且舒张压 ≥ 90 mmHg。

如果患者既往有高血压史，目前正在使用降压药物，血压虽然低于 140 / 90mmHg，仍应诊断为高血压。

24 h 动态血压的高血压诊断标准为： 24 h 平均收缩压 / 舒张压 ≥ 130/ 80 mmHg；白天 ≥ 135/85 mmHg；夜间 ≥ 120/70 mmHg。

四、高血压如何分级？

根据血压升高水平，将高血压分为 3 级。

（1）高血压 1 级是指收缩压在 140~159 mmHg 和（或）舒张压在 90~ 99 mmHg。

（2）高血压 2 级是指收缩压在 160~179 mmHg 和（或）舒张压在 100~ 109 mmHg。

（3）高血压 3 级是指收缩压 ≥ 180 mmHg 和（或）舒张压 ≥ 110 mmHg。级别越高，病情越重，对于 3 级高血压，应尽快把血压降至正常。

五、高血压如何分期？

高血压分为 3 期 *：

（1）1 期为无并发症高血压，无靶器官损伤，以及已知的心血管疾病。

（2）2 期为合并靶器官损伤、慢性肾脏病 3 期、糖尿病。

（3）3 期为已知的心血管疾病和慢性肾脏病分期 ≥ 4 期。

六、高血压分哪两类？

高血压可分为原发性高血压和继发性高血压。虽然都是高血压，症状上基本吻合，但两者存在着很大的区别。就发病因素来说，两者完全不同，原发性高血压可因遗传发病，继发性高血压则是由其他疾病或病因引起的血压升高。我们经常能遇到一些高血压患者，服用几种降压药后血压仍不达标，这时候一定要弄清楚是原发性高血压还是继发性高血压。所以，如果发现血压升高，要及时就医，诊断和鉴别高血压的类型和发病原因，采取积极有效的治疗手段以

---

*：参照《欧洲高血压学会高血压管理指南 2023》。

治疗和避免并发症。

七、什么是原发性高血压？

原发性高血压又称高血压病，是以血压升高为主要临床表现的一种疾病，早期高血压患者可无症状，可能在体检时发现。少数患者有头痛、头晕、眼花、心悸及肢体麻木等症状。晚期高血压患者可在上述症状加重的基础上引起心、脑、肾等器官的病变及相应症状，出现动脉硬化、脑血管意外、肾脏病，并易伴发冠心病。临床上只有排除继发性高血压后，才可诊断为高血压病。原发性高血压的致病因素有很多，没有明确的发病原因，和遗传、不良生活习惯、环境因素等密切相关，此类高血压占高血压人群的 90% 以上。

八、什么是继发性高血压？

继发性高血压就是继发于某些疾病的高血压，如继发于原发性醛固酮增多症、嗜铬细胞瘤、皮质醇增多症、甲亢等，此类高血压占高血压人群的 5%~10%；继发性高血压针对某些疾病进行治疗可以根治。

九、哪些情况应怀疑继发性高血压？

遇到以下情况时应怀疑继发性高血压，需进行全面详尽的筛查：

（1）血压中、重度升高的年轻高血压患者。

（2）舒张压高于 100 mmHg 的老年高血压患者（年龄 ≥ 65 岁）。

（3）症状、体征或实验室检查有怀疑线索，如肢体脉搏不对称性减弱或缺失，腹部听到粗糙的血管杂音，既往有肾脏疾病史等。

（4）不明原因的高血压伴低血钾。

（5）发生与高血压程度不相称的靶器官损伤。

（6）降压药物联合治疗效果差，或者治疗过程中血压曾经控制良好但近期内又明显升高。

（7）急进性或恶性高血压患者。

十、继发性高血压有哪些？

表 2-1 我国高血压住院患者继发性高血压构成

项目	内容
肾脏疾病	肾小球肾炎；慢性肾盂肾炎；先天性肾脏病变（多囊肾）；继发性肾脏疾病（结缔组织病、糖尿病肾病、肾淀粉样变性）；肾动脉狭窄；肾肿瘤
内分泌疾病	库欣综合征（皮质醇增多症）；嗜铬细胞瘤；原发性醛固酮增多症；肾上腺性变态综合征；甲状腺功能亢进症；甲状腺功能减退症；甲状旁腺功能亢进症；腺垂体功能亢进；绝经期综合征
心血管病变	主动脉瓣关闭不全；完全性房室传导阻滞；主动脉缩窄；多发性大动脉炎
颅脑病变	脑肿瘤；脑外伤；脑干感染
其他	阻塞性睡眠呼吸暂停低通气综合征；妊娠高血压综合征；红细胞增多症；药物（糖皮质激素、拟交感神经药、甘草）；高原反应；假性醛固酮增多症（利德尔综合征）；肥胖；精神心理问题

十一、如何筛查继发性高血压？

根据继发性高血压的常见临床特点，需针对可疑人群进行逐步的筛查：

1. 一般实验室检查 ①血常规；②尿常规；③肾功能；④电解质；⑤心电图。

2. 专科筛查

（1）肾脏相关检查。①尿白蛋白/肌酐比值（UACR）≥ 30 mg/g 提示有早期肾脏损害。②24 h 尿蛋白定量监测。③肾脏超声。④肾脏及肾上腺 CT 扫描或磁共振（MRI）。⑤肾脏血管造影。⑥肾脏穿刺活检。

（2）心脏相关检查。①心脏超声及心脏血管超声：可准确检查左心室肥厚、心功能不全、瓣膜疾病等，筛查出心脏相关疾病导致的高血压，也可进行

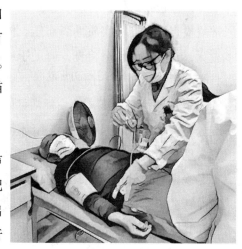

主动脉缩窄、大动脉炎的初步筛查。②磁共振血管成像（MRA）和计算机体层血管成像（CTA）：可用于大动脉炎的全身血管评估。③血清学检查：血沉可协助筛查大动脉炎，脑钠肽（BNP）等指标可协助评估心脏相关疾病等。

（3）内分泌相关检查。包括：①相关激素测定，如甲状腺功能、性激素、皮质激素等，可作为内分泌疾病的相关筛查。②血浆醛固酮/肾素浓度比值（ARR）。③尿 Na^+/K^+ 比值。④盐水输注试验（SIT）及卡托普利试验（CCT）。⑤氟氢可的松抑制试验、高钠饮食负荷试验。⑥ 24 h 尿游离皮质醇（UFC）测定及午夜唾液皮质醇（LNSC）测定。⑦ 1 mg 过夜地塞米松抑制试验（ODST）。⑧鞍区磁共振成像（MRI）检查。⑨血、尿儿茶酚胺（CA）及其代谢物测定。⑩间碘苄胍（MIBG）显像。

（4）多导睡眠监测。对于肥胖、睡眠时打鼾严重及白天嗜睡的高血压患者，可用于筛查与睡眠呼吸暂停低通气综合征相关的高血压。

（5）心理测试问卷。如躯体化症状自评量表、患者健康问卷 、广泛性焦虑量表、医院焦虑抑郁量表等。

在详细的病史询问、体格检查和一般筛查的基础上，有针对性地由简单到复杂、由常规到特殊逐步进行检查，直至诊断明确。

十二、如何确定继发性高血压？

1. 肾实质性高血压   是继发性高血压最常见的病因。以慢性肾小球肾炎最为常见，还包括结构性肾病和梗阻性肾病等。应对所有高血压患者初诊时进行尿常规检查以筛查肾实质性高血压。体检时双侧上腹部如触及块状物，应怀疑多囊肾，并做腹部超声检查，有助于明确诊断。测尿蛋白、红细胞和白细胞及血肌酐浓度等，有助于了解肾小球及肾小管功能。

2. 肾血管性高血压   是一种常见的继发性高血压，由单侧或双侧肾动脉主干或分支狭窄而引起。肾动脉狭窄体征是脐上可闻及向单侧传导的血管杂音，但不常见。实验室检查可发现高肾素、低血钾。肾功能进行性减退和肾脏体积缩小是晚期肾血管性高血压患者的主要表现。肾动脉超声检查、增强 CT、磁共振血管造影、数字减影血管造影有助于诊断。肾动脉彩色多普勒超声检查是敏感和特异性很高的无创筛查手段，肾动脉造影可确诊是否有肾动脉狭窄。

3. 嗜铬细胞瘤　是继发性高血压少见的一种病因，尿与血儿茶酚胺检测可明确是否存在儿茶酚胺分泌亢进。超声或 CT 检查可做出定位诊断。

4. 原发性醛固酮增多症　检测血钾水平是其筛查方法。停用影响肾素的药物（如 β 受体阻滞剂、血管紧张素转换酶抑制剂等）后，血浆肾素活性显著低下［＜ 1 ng/（mL·h）］，且血浆醛固酮水平明显增高提示该病。血浆醛固酮与血浆肾素活性比值大于 50，高度提示原发性醛固酮增多症。肾上腺 CT 或 MRI 有助于确定是腺瘤还是增生。

5. 库欣综合征　库欣综合征中的 80% 伴高血压，可靠指标是测定 24 h 尿游离氢化可的松水平，若大于 110 nmol/L 则高度提示本病。

十三、高血压中医如何辨证分型？

1. 肝阳上亢证　证候：眩晕，耳鸣，头痛，头胀，劳累及情绪激动后加重，颜面潮红，甚则面红如醉，脑中烘热，肢麻震颤，目赤，口苦，失眠多梦，急躁易怒；舌红，苔薄黄，脉弦数，或寸脉独旺，或脉弦长，直过寸口。

2. 痰饮内停证　证候：眩晕，头痛，头重如裹，昏昏沉沉，视物旋转，容易胸闷、心悸，胃脘痞闷，恶心，呕吐，食少，多寐，下肢酸软无力，下肢轻度水肿，按之凹陷，小便不利，大便或溏或秘；舌淡，苔白腻，脉濡滑。

3. 肾阴亏虚证　证候：眩晕，视力减退，两目干涩，健忘，口干，耳鸣，神疲乏力，五心烦热，盗汗，失眠，腰膝酸软无力，遗精；舌质红，少苔，脉细数。

若症见头痛，痛如针刺，痛处固定，口干，唇色紫暗，舌质紫黯，有瘀点，舌下脉络曲张，脉涩等为瘀血内停。

对于查体发现的高血压，患者往往没有临床症状，处于"无证可辨"的状态，可结合患者的中医体质类型（包括四诊合参所得）适当选用中药及中成药。

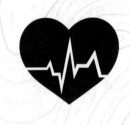

第三章

高血压数智化管理

一、高质量血压管理——数智化

（一）什么是信息化？

信息化是将业务信息进行记录、储存和管理，通过电子终端呈现，便于信息的传播与沟通。在这一过程中，数据主要是依靠人工录入，进行信息传递。

（二）什么是数字化？

数字化是通过信息的数字化处理，将复杂多变的信息转变为可以度量的数字、数据，再用这些数字、数据建立起适当的数字化模型，引入计算机内部，进行统一处理。信息化建设过程中各个信息系统之间缺乏互通，于是形成了信息孤岛，而数字化则打通了各个信息孤岛，让数据得以连接。通过对这些数据进行综合、多维的分析，来指导并服务于社会。数字化是信息化发展的高级阶段。

（三）什么是数智化？

数智化是数字智慧化与智慧数字化的合成，可以简单理解为是数字化＋智能化，是在数字化的基础上的更高要求。数智化的核心，是以大数据为基础，结合人工智能相关技术，打通原来数据"端到端的孤岛"，结合场景化去解决问题。

（四）什么是数字医学？

数字医学包括软件或硬件产品，通常有临床证据支持，在健康服务中发挥测量或干预作用。例如，数字诊断、数字生物标记物和患者远程监测设备。

（五）什么是数字家庭？

数字家庭是以住宅为载体，利用物联网、云计算、大数据、移动通信、人工智能等新一代信息技术，实现系统平台、家居产品的互联互通，满足用户信息获取和使用的数字化家庭生活服务系统。

（六）什么是家庭高血压康复？

患者在医院接受高血压康复系统评估和个体化处方后，在家中使用远程监测设备执行高血压康复处方的模式。

（七）什么是数字疗法？

向患者提供基于证据的治疗干预，这些干预措施由软件驱动，以预防、管理和治疗机体不适或疾病。它们可以独立使用，或与药物、设备，或与其他疗法配合使用，以优化患者的治疗和预后。数字疗法是先进的技术与设计、临床效果、可用性和数据安全性的整合体。

二、高血压数智化管理体系建设

1. 团队人员　除了常规的中西医心血管医师、康复治疗师、营养学家、心理学家、健康教育工作者等团队人员外，物联网专家、社区工作者也必不可少。团队人员应具备较高的综合素质和较宽的知识面，逐步掌握心血管疾病的中西医诊疗、康复、预防、护理、物联网监护、营养、心理健康教育及急救基本知识。

2. 家庭－社区家庭医师－医院专科医师三级联动　家庭－社区家庭医师－医院专科医师三级联动的构建应依据建设需求进行科学合理的设置，要把握区域特色，因地制宜，做好顶层设计，审视防控能力，明确职能定位。建立各级分工明确、上下联动、科学可行、功能整合、衔接互补的工作制度，保障慢性病三级防控体系的平稳高效运行，进而体现患者的核心地位，发挥村医/社区医师的执行主体和三级医院/专科医院的主导作用。专科医院－社区医院－家庭三级联动，以体域网为基础，对各种监护设备（含可穿戴设备）的数据进行

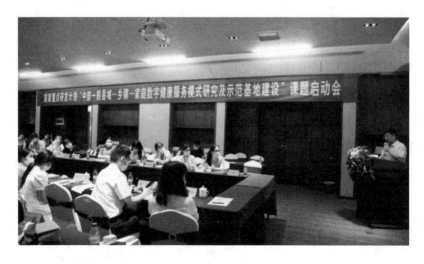

采集，同时通过大数据技术实施信息化统一管理和共享，数据实时共享，从而实现多级诊疗、优化资源调度、家庭－社区家庭医师－医院专科医师三级联动的闭环服务。

3. 三级联动各级人员职责

（1）家庭人员职责。在知情同意的前提下，患者应如实告知医护人员本人的疾病信息，并接受体格检查和辅助检查等。患者及其家属应配合医护人员建立心脏康复电子健康档案，完成规定的管理措施并及时、高效地将相关信息反馈给医护人员。

（2）社区医师/村医职责。依托家庭医师签约制，村医/社区医师建立心脏康复电子健康档案，并通过面对面或网络等形式对心血管疾病人群开展健康宣教、定期随访、监督执行等，强化患者的健康意识。对急危重症患者或管理效果不佳的患者可根据病情进行远程会诊或转诊。

（3）专科医院/三级医院医师职责。依托分级诊疗、医联体、医共体建设，三级医院/专科医院与基层医疗卫生机构建立基层首诊、双向转诊、急慢分诊、上下联动的机制，三级医院专科医护人员负责明确信息采集参数、制订心脏康复方案并监督方案的实施、开展技术帮扶、指导治疗、远程会诊、定期巡诊，以及促进优质医疗资源下沉。

4. 设施　包括高血压康复常规评估设备（运动心电图仪或运动心肺功能仪）、运动训练设备、数字监测设备、健康宣教设备、常规急救设备等。其中数字监测设备是数智化管理的核心，健康宣教设备是数智化管理的关键。数字监测设备包含感知端（由各类穿戴式设备组成，能够实现自然状态下获取、处理，组网传输心电、血压、血氧饱和度、体温、血糖、呼吸等生理信号）、中继端（手机或平板电脑等）、中心端（数据管理中心或系统平台）。智能运动器材包括智能跑步机、智能运动检测器材等。健康宣教设备包括健康教育宣传栏、影像等演示设备、多媒体教学设备及培训手册、宣传教育材料等。

5. 数智化管理的数字监控指标　包括体温、心电学指标、动脉血压、呼吸、血氧饱和度（指脉氧）、睡眠呼吸监测（重点监测有无睡眠呼吸暂停低通气综合征、呼吸频率变化与缺氧的情况及二者关系）、运动量监测等。

6. 高血压数智化高质量管理指标

（1）"最佳 24 h 血压控制" 即良好的血压控制，其应包括：降低 24 h 血压、维持血压正常的昼夜节律（勺型）和减小异常血压变异（尤其是晨峰血压）。

（2）控制清晨高血压、抑制血压晨峰。清晨血压指清晨醒后 1 h 内、服药前、早餐前的家庭血压测量结果或动态血压记录的起床后 2 h 的血压。清晨血压在一定范围内的升高属生理现象，但如果家庭血压测量或动态血压监测清晨血压 ≥ 135/85 mmHg 和（或）诊室血压 ≥ 140/90 mmHg 则为清晨高血压。可通过家庭血压测量、24 h 动态血压监测等方法进行诊断评估，操作简便易行，可在临床工作中广泛使用。

（3）控制夜间高血压、恢复正常血压昼夜节律。单纯夜间高血压是指夜间平均血压 ≥ 120/70 mmHg，但白天平均血压 < 135/85 mmHg 的一种特殊类型，它更加隐匿、不易识别。对于已接受降压药物治疗的高血压患者，如夜间平均血压 ≥ 120/70 mmHg，但白天平均血压 < 135/85 mmHg，可定义为"未控制的单纯夜间高血压"。

临床上根据夜间血压下降率 [（白天血压 - 夜间血压）/ 白天血压 × 100%] 来定义勺型血压（10%~20%）、非勺型血压（0~10%）、反勺型血压（< 0）、超勺型血压（> 20%）。非勺型、反勺型血压节律与靶器官损害及心脑血管疾病死亡风险增加有关。

1）勺型血压：多数高血压患者 24 h 内血压呈勺型血压，即"双峰一谷"，夜间血压比白天血压低 10%~20%，即有上午 6~10 时、下午 4~6 时两个血压高峰时段。

2）超勺型血压：夜间血压值比白天血压下降超过 20%。

3）非勺型血压：夜间血压值大于白天血压值 10% 的高血压类型。

4）反勺型血压：夜间血压值高于白天血压值。

（4）血压变异性。一定时间内血压波动的程度即为血压变异性。根据时间可分为短时及长时血压变异性。目前评估血压变异性的参数包括标准差（SD）、变异系数（CV）、最大最小值差值（MMD）、平均实际变异性（ARV）、独立于均值的变异系数（VIM）等。其中，标准差及变异系数较为常用。血压变异性升高可能表明心血管调节功能受损，与全因死亡和心血管疾病死亡、脑卒中、冠状动脉疾病、心力衰竭、终末期肾脏疾病和痴呆等发病率增加有关。短时血压变异性是指 24 h 内的血压变异，包括分钟—分钟、小时—小时，以及白天—晚上的血压变异。短时血压变异性较高的高血压患者靶器官损害的发生率和严重程度更高。长时血压变异性是指星期—星期、月—月、季—季、年—年的血压变异，包括随诊间血压变异性，以及季节性的血压变化，可评估血压长期管理的效果。《高血压患者高质量血压管理中国专家建议提议》将 24 h 收缩压标准差＞ 12.8 mmHg 作为心血管事件风险增加的标志。

（5）目标范围内时间。指在随访期间患者血压处于治疗目标范围内的时间，反映了长期随访期间的平均血压达标情况，也可以评估血压变异程度。可使用可穿戴设备辅助测量血压，搭载数字平台收集并分析数据，以便更好地将血压控制在目标范围内。

7. 综合性评价指标 包括参与率和依从性、健康行为方式的改善（活动、饮食、心理、抽烟饮酒情况、药物依从性等）、心血管危险因素的调控达标（运动耐力、血压、血脂水平、血糖控制等）、心理健康（焦虑抑郁量表等）、生活质量评价（生存质量、幸福指数、满意度等）、远期效果评价（再入院率、复发性心血管事件等）、卫生经济学指标（总费用、成本 – 效果分析）等。

8. 巡诊急救措施 定期巡诊，可弥补网络监测薄弱环节。建立三级联动应急小组，能够迅速干预并协调发生地的 120 急救中心、胸痛中心、卒中中心，以便及时急救并转运。

9. 电子健康档案的建立与管理 高血压患者及其家属应配合医护人员建立康复电子健康档案。村医 / 社区医师通过入户、疾病筛查等多种形式，建立康复电子健康档案，并根据患者的主要健康问题填写相应记录；接受三级医院 / 专科医院医护人员的培训、监督和管理。三级医院 / 专科医院医护人员在村医 / 社区医师协助下，对患者进行筛查，指导健康档案的建立，对村医 / 社区医师进行相关培训、监督和管理。电子健康档案的内容有：①个人基本信息，主要包括姓名、性别、年龄、既往史、家族史等；②健康体检，主要包括一般检查、生活方式、用药情况评估等；③康复评估，即对患者在康复过程中再次发生严重心血管事件的危险程度进行评估，掌握患者总体健康状况和生活质量；④健康管理记录和其他医疗卫生服务记录，包括接诊、转诊、会诊记录等。

三、高血压数智化管理措施

1. 复合评估　初始评估和阶段评估均应在医院完成，强调尽可能全面、精准，包括一般医学评估（病史采集、客观检查等）、心肺功能评估（评估的项目主要有心肺运动试验，如无这种设备，可用心电图运动试验、6 分钟步行试验代替）、肌肉适能评定（一次重复最大力量徒手肌力评定方法等）、柔韧性适能评估（坐椅前伸试验、抓背试验等）、平衡适能评定（平衡量表等）、日常生活活动能力调理评估［巴塞尔（Barthel）指数等］、认知功能的评估（简易精神状态量表等）、生命质量的评估、精神心理状态的评估（患者健康问卷、广泛性焦虑量表等）、睡眠质量的评估、营养状态评估、戒烟评估、职业评估、中医辨证分型、中医体质测评等。在心肺功能评估中心，肺功能测试是核心，包括心肺耐力评估（通常以心肺运动试验或运动平板试验测试最大运动耐力，以 6 分钟步行试验评估患者日常活动能力）和其他帮助评估血管健康的内容，如 12 导联心电图、超声心动图、静态和动态血压、静息和动态心电监测、体重指数、腰围、腰臀比、血脂、空腹血糖、糖化血红蛋白、脑钠肽（BNP）、虚弱程度评估等。有一些量表较简单，可通过家属评估或进行自我评估，常用的有 Barthel 指数评定量表、患者健康问卷、广泛性焦虑量表、尼古丁依赖量表、职业评定、活动量评估等。

2. 实时监测、动态评估、及时预警　高血压数智化管理可通过计算机技术和网络技术，进行通信及数据交换，吸收康复理论新观念、康复技术新成果，应用基于人体的物联网技术，形成优化、程序化、标准化的家庭康复管理系统。它有助于提高康复效果。

常用的数字化工具包括三个层面：感知层面、中继层面和汇聚层面。感知层面由各类穿戴式设备组成，可以获取患者的运动量、运动轨迹、体温、心率、血压、呼吸、血氧饱和度、心电信息和监控图像，并进行动态评价，若有异常情况可实施报警；手持终端（手机或平板电脑等）作为中继层面供医患双方使用，接收感知层面数据；通过物联网技术将数据传输给汇聚层面（数据管理中心或系统）。可穿戴设备包括智能数字服装、高级健身追踪器、智能手表及手环等；使用的传感器主要分为运动传输型传感器、生物传感器及环境传感器，具体有陀螺仪、加速度计、磁力计、光电传感器、气压高度计及温度传感器等。

交互方式有语音交互、触觉交互、意识交互等。通过数字化工具实现无缝隙的心血管和运动功能的中心监测、分析、预警、康复指导功能。

3. 动静结合运动　家庭康复应进行动静结合运动，根据不同体质、季节、年龄、性别、生活背景采用不同运动方式的个体化"运动处方"。中医康复学的运动形式多样（如太极拳和八段锦等），动作和缓、形神和谐，可弥补依从性和趣味性不足。太极拳、八段锦、六字诀等属于中低强度有氧运动，它们结合了传统导引、吐纳的方法，注重调气、调意、调形体三者之间的紧密协调，对提高心脏病患者的活动耐量、改善其生活质量有着积极的作用。推荐患者进行八段锦、太极拳、五禽戏、六字诀等中医功法锻炼。实施功法锻炼之前应由门诊医师或社区医师进行身体状况评估，并对运动量进行指导。太极拳运动每日 1 次，可于有氧运动之后进行，强度以自觉疲劳程度量表评分达 11~13 分为宜。八段锦分为坐式八段锦和站式八段锦，体质严重虚弱和不便站立行走者可练习坐式八段锦。推荐锻炼时间 10~15 min，强度以自觉疲劳程度量表评分达 8~10 分为宜。应用擦、揉、点、按等手法，在运动康复后进行推拿、按摩，以达到保护膝关节的目的。推荐穴位：膝阳关、血海、曲泉、内膝眼、外膝眼、足三里、阳陵泉、阴陵泉、梁丘。每天 2 次，每次 10 min。

4. 情志疗法　心理康复是心脏康复的重要一环，家庭互动有利于提高效果。缺少亲情和精神慰藉使独居老人存在较大的心理健康问题。因此，应根据家庭类型，制定相应的情志疗法，对独居老人的生活和心理状况应该特别重视，通过家庭心脏康复系统进行评估，采取个体化情志心理疗法。

5. 中医外治疗法　中医外治疗法是根据中医辨证论治原则，整体调节，多途径、多环节发挥作用，包括针刺疗法、艾灸疗法、穴位贴敷、耳穴疗法、推拿疗法等。它适用于心脏康复，临床应用时应根据患者体质及合并症、伴随症状，辨证选穴治疗。穴位选择参考《中医外治技术在心脏康复中应用的专家建议》。针灸、推拿、中药熏洗等中医适宜技术简便易行、方法灵活多样，医疗设备简单、实惠，容易在社区、家庭使用，尤其适合居家心脏康复和上门服务。专业人员可指导居家患者及其家属选用适宜的外治疗法，如穴位按摩，常用穴位有内关、曲池、足三里、膻中、神门、百会等，并向其说明操作方法、流程、技巧和注意事项等，以此达到自我治疗的效果，更加符合家庭康复人群的需要。

6. 辨证食疗 针对患者的不同证型提供更加具体的饮食指导。结合患者的体重、血脂、血压、血糖及心功能和中医辨证情况制订具体的饮食处方，达到调和气血、平衡阴阳、防治疾病的目的。

7. 康复教育 根据中西医结合康复教程，进行康复教育，实现远程家庭康复指导，在线解答疑问，定期推送图片、文字、视频、音频等资料，及时、直观地提供心脏康复知识，提醒患者按时合理用药，养成健康的生活方式。

8. 循证辨证用药 药物治疗是心脏康复的重要组成部分，既可以相对增强患者运动的能力，提高康复运动效果，反过来康复运动的中枢和周围有益效应也有助于逐步减少药量。心脏康复用药应根据心脏康复的特点，依据指南和中医辨证，实现宏观与微观、辨证与辨病、中药与西药、药物与非药物四个方面的有机结合，循证辨证用药，使药物治疗最优化。

9. 睡眠管理 睡眠时间的长短及睡眠质量与心血管疾病的发病率和预后关系密切。对于睡眠障碍患者应进行睡眠卫生教育，根据不同情况选择放松疗法、刺激控制疗法、认知行为疗法、中医外治疗法（如耳穴压豆法）、足浴疗法、脑电生物反馈疗法、脑电治疗等；根据康复运动处方进行动静结合运动疗法、康复教育、音乐疗法等。

10. 戒烟限酒 控烟法包括心理支持治疗和行为指导，需要临床医师指导。对于饮酒者，限制每天酒精量为男性＜ 25g，女性＜ 15g。酒精摄入量的计算公式为：

酒精摄入量 = 饮酒量（mL）× 酒精度数（％）×0.8

四、高血压数智化管理异常情况处理

（一）高血压的降压目标是什么？

（1）对于没有其他疾病和合并症的患者来说，降压目标是＜ 140/90 mmHg，如果患者能够耐受，可以降低到理想目标（也就是＜ 130/80 mmHg）。

（2）对于年龄大于 65 岁，小于 80 岁的老年人，降压目标是＜ 140/90 mmHg，如果患者能够耐受，可以降低到理想目标。

（3）对于≥ 80 岁的老年人，降压目标是＜ 150/90 mmHg，如果患者能够耐受，评估后可以考虑更低的降压目标。

（4）对于糖尿病患者，降压目标是< 130/80 mmHg。

（5）对于肾脏病患者，如果有蛋白尿，血压应控制到 130/80 mmHg 以下。

（6）对于冠心病患者，降压目标是< 140/90 mmHg，如果患者能够耐受，血压可控制到< 130/80 mmHg。

（7）对于心力衰竭患者，降压目标是< 130/80 mmHg。

（8）对于病情稳定的卒中（脑梗死和脑出血）患者，降压目标是< 140/90 mmHg，如果患者能够耐受，可降低到 130/80 mmHg 以下。缺血性卒中急性期的患者推荐在 24~48 h 启动降压药物治疗，将血压控制在（140~160）/（80~99）mmHg。应严格监测血压并适度缓慢降压，血压不宜过低，以保证全身器官的血液灌注。在脑出血急性期即应积极进行降压治疗，推荐降压目标为收缩压< 140 mmHg。同时应监测血压，避免血压变异性过大。

（二）血压（130~139）/（80~89）mmHg 怎么办？

在我国 ≥ 18 岁的成人中，血压为（130~139）/（80~89）mmHg 的人群占比达 23.2%，预计总人数近 2.45 亿，且该血压范围人群主要为 18~54 岁的中青年人。如果不加以干预，未来 15 年，2/3 的人群血压水平会超过 140/90 mmHg，其心血管风险较血压持续< 130/80 mmHg 的人群高 3.01 倍。

对于血压为（130~139）/（80~89）mmHg 的群体，应给予更多关注，加强管理，宽严相济。其中，"宽"指所有人均应进行有效的生活方式干预；生活方式干预的具体措施包括饮食干预、运动干预、心理干预、减重干预、戒烟限酒和综合生活方式干预。"严"指对部分有合并症的患者或高危人群采取药物治疗。

（三）血压（140~159）/（90~99）mmHg 怎么办？

（140~159）/（90~99）mmHg 的高血压患者且心血管危险分层为高危和很高危者应立即启动降压药物治疗；未合并冠心病、心力衰竭、脑卒中、外周动脉粥样硬化、肾脏疾病或糖尿病的高血压患者，医师也可根据病情及患者意愿暂缓给药，采用单纯生活方式干预，时间最长达 3 个月，若血压仍未达标，再启动药物治疗。尽量选用证据明确、可改善预后的五大类降压药物，为便于记忆，下文根据英文单词的首字母，分别以 A、B、C、D 简称。

A：血管紧张素转换酶抑制剂（ACEI）、血管紧张素受体阻断剂（ARB）和血管紧张素受体脑啡肽酶抑制剂（ARNI）。

ACEI 类降压药的代表药物有贝那普利、福辛普利、卡托普利、依那普利、赖诺普利、雷米普利、培哚普利等。ARB 类降压药物有缬沙坦、坎地沙坦、厄贝沙坦、替米沙坦、氯沙坦等。ARNI 类降压药的代表药物为沙库巴曲缬沙坦钠片。

沙库巴曲缬沙坦钠片是通过化学键形成的共晶体药物。本品含有脑啡肽酶抑制剂沙库巴曲和血管紧张素受体拮抗剂缬沙坦，通过增强利尿钠肽系统的血压调节作用，同时抑制肾素－血管紧张素－醛固酮系统，从而实现多途径协同降压作用。

B：β 受体阻滞剂，代表药物有美托洛尔、比索洛尔和阿罗洛尔等。

C：钙通道阻滞剂（CCB），代表药物有硝苯地平控释片、非洛地平缓释片，苯磺酸氨氯地平片等。

D：利尿剂（diuretics），代表药物有氢氯噻嗪和吲达帕胺。

（四）血压（160~179）/（100~109）mmHg 怎么办？

血压水平在（160~179）/（100~109）mmHg 的高血压患者，应立即启动降压药物治疗，推荐两种药物联合使用，如 C+A、A+D、C+D 或 C+B，或者选用相应固定剂量的复方制剂。对于高肾素及高交感活性（以心率及血浆肾素活性作为基本判断标准）的患者以肾素－血管紧张素系统（RAS）阻滞剂（ARB 或 ACEI）和 β 受体阻滞剂治疗为主。对于血容量增高（高盐饮食、北方老年人群或以 24 h 尿钠排泄为基本判断指标）及循环 RAS 低下的患者，以 CCB 和利尿剂为主；对于摄盐量大的患者，在强调严格限盐的同时适当增加噻嗪类利尿剂的用量。对于以收缩压升高为主的患者或老年患者，应增加 CCB 剂量。

（五）血压 ≥ 180/110 mmHg 怎么办？

对于血压 ≥ 180/110 mmHg，不伴心、脑、肾急性并发症（包括高血压脑病、脑出血、蛛网膜下腔出血、脑梗死、主动脉夹层动脉瘤、急性心力衰竭、肺水肿、不稳定型心绞痛、急性心肌梗死等疾病）的患者建议：①口服短效降压药物，如硝苯地平 10 mg 或美托洛尔 25 mg 口服，1 h 后可重复给药，直至血压降至 180/110 mmHg 以下；②血压仍 ≥ 180/110 mmHg，或症状明显，建议急诊就医；③ 24~48 h 血压降至 160/100 mmHg 以下，之后调整长期治疗方案。

对于血压 ≥ 180/110 mmHg，伴有心、脑、肾急性并发症的患者建议立即住院。高血压急症是以急性血压升高，伴有靶器官损伤，或以原有功能受损进行性加重为特征的一组临床综合征。若收缩压 ≥ 220 mmHg 和（或）舒张压 ≥ 140 mmHg，无论有无症状，都应视为高血压急症。降压原则：① 初始阶段（1 h 内）血压控制目标为平均动脉压（MAP）的降低幅度不超过治疗前水平的 25%；② 在随后的 2~6 h 将血压降至较安全的水平，一般为 160/100 mmHg 左右，但需根据不同疾病的降压目标和降压速度进行后续的血压管理；③ 当病情稳定后，在 24~48 h 将血压逐渐降至正常水平。

（六）难治性高血压怎么办？

在改善生活方式的基础上，合理联合可耐受剂量的 3 种或 3 种以上降压药物（包括利尿剂）后，在一定时间内（至少 > 1 个月）药物调整的基础上血压仍未达到目标水平，或服用 4 种或 4 种以上降压药物血压才达标也应考虑为难治性高血压。

难治性高血压的处理方法：

第一步，排除其他原因，保证低盐饮食，最大化生活方式干预，最佳三药联合方案（3 种不同类型、机制互补的降压药物，包括 ACEI/ARB、长效 CCB 和利尿剂，使用最大剂量或最大耐受剂量，利尿剂类型须和肾功能相适应）。

第二步，审视利尿剂使用是否合适，替换最佳剂量的噻嗪类利尿剂（可考虑使用氯噻酮或吲达帕胺来替代氢氯噻嗪）。

第三步，进入四联阶段，加用醛固酮受体拮抗剂（螺内酯或依普利酮）。

第四步，若血压仍未达标，控制心率，加用 β 受体阻滞剂。

若 β 受体阻滞剂为禁忌，可乐定、利血平等交感神经抑制药物可作为联合方案的第五种降压药物的选择。

（七）心率增快怎么办？

（1）首先应排查高血压患者心率增快的诱因和原因，包括生理性、药物性、心血管疾病或全身性疾病（见前述），对此应针对影响因素及原发疾病予以纠正和治疗。对高血压伴心率增快的患者，需改善不良的生活方式，如久坐、高盐饮食、吸烟、酗酒等，大量饮用咖啡和浓茶会使交感神经兴奋而导致心率增快。建议有计划、渐进性地增加体育锻炼和有氧运动，控制体重，提高身体素质和运动耐力。高血压伴心率增快患者的药物治疗，首选兼有减慢心率和降低交感神经兴奋性的抗高血压药物 β 受体阻滞剂。国内主要代表药物有美托洛尔（美托洛尔片和美托洛尔缓释片）、比索洛尔和阿替洛尔。拉贝洛尔为短效降压药物，每日需口服 2~3 次，因其对胎儿生长发育的不良影响很小，故常用于治疗妊娠高血压。伊伐布雷定，可减慢心率，对血压基本无影响。对于不能耐受 β 受体阻滞剂和非二氢吡啶类 CCB 的高血压伴心力衰竭或冠心病患者，可以考虑应用伊伐布雷定。

（2）我国高血压患者心率干预的切点为静息心率＞ 80 次 /min。对高血压合并冠心病、心力衰竭或主动脉夹层的患者，应按照相应指南将心率控制至靶心率。

（3）对于高血压伴静息心率增快的患者，应首先排查引起心率增快的基础疾病及其他因素，如存在，应首先针对原发疾病和诱发因素进行治疗。

（4）高血压伴心率增快的患者应进行有效生活方式干预。

（5）对高血压伴静息心率增快者，尤其是合并冠心病、心力衰竭、主动脉夹层及快速心房颤动（伴心室率增快）的患者，可选择兼有降压和控制心率作用的药物，如 β 受体阻滞剂，不能耐受 β 受体阻滞剂者可用非二氢吡啶类 CCB。应注意药物的不良反应和禁忌证。

（6）优先推荐心脏高选择性长效 $β_1$ 受体阻滞剂（如比索洛尔、美托洛尔缓释片），对肥胖、血糖增高和血脂异常患者推荐使用 β 受体兼 $α_1$ 受体阻滞剂（如阿罗洛尔、卡维地洛）。

（八）血压不稳定怎么办？

勺型血压：多数高血压患者 24 h 内血压呈勺型血压，建议患者在血压高峰来临前 1~2 h 服药，长效药 07：00 服用，中效药 15：00 服用。

超勺型血压：建议早上服药，避免睡前服药。

非勺型血压：建议 20：00 点服药。

反勺型血压：建议 20：00 点服药。

（九）妊娠高血压怎么办？

妊娠高血压一般在妊娠 20 周后出现高血压，收缩压 ≥ 140 mmHg 和（或）舒张压 ≥ 90 mmHg；尿蛋白检测阴性。收缩压 ≥ 160 mmHg 和（或）舒张压 ≥ 110 mmHg 为重度妊娠高血压。妊娠合并慢性高血压为孕妇既往存在高血压或在妊娠 20 周前发现收缩压 ≥ 140 mmHg 和（或）舒张压 ≥ 90 mmHg，妊娠期无明显加重；或妊娠 20 周后首次发现高血压但持续到产后 12 周以后。降压治疗的目的是预防心脑血管意外和胎盘早剥等严重并发症。收缩压 ≥ 160 mmHg 和（或）舒张压 ≥ 110 mmHg 的高血压孕妇应进行降压治疗；收缩压 ≥ 140 mmHg 和（或）舒张压 ≥ 90 mmHg 的高血压孕妇建议降压治疗。目标血压为：如孕妇未并发器官功能损伤，可酌情将收缩压控制在 130~155 mmHg，舒张压控制在 80~105 mmHg；如孕妇并发器官功能损伤，则收缩压应控制在 130~139 mmHg，舒张压应控制在 80~89 mmHg；血压不可低于 130/80 mmHg，以保证子宫胎盘血流灌注。降压注意事项：降压注意个体化情况，降压过程力求平稳，血压不可波动过大，力求维持较稳定的目标血压；且在出现严重高血压，或发生器官损害如急性左心衰竭时，需要紧急降压到目标血压范围，注意降压幅度不能太大，以平均动脉压（MAP）的 10%~25% 为宜，24~48 h 达到稳定；降压手段包括生活干预和药物降压。常用的降压药物有肾上腺素能受体阻滞剂、钙通道阻滞剂及中枢性肾上腺素能神经阻滞剂等类药物。常用的口服降压药物有拉贝洛尔、硝苯地平或硝苯地平缓释片等；如口服药物血压控制不理想，可静脉用药（有条件者使用静脉泵入的方法），常用药物有拉贝洛尔、酚妥拉明；妊娠期一般不使用利尿剂降压，以防血液浓缩、有效循环血量减少和出现高凝倾向。不推荐使用阿替洛尔和哌唑嗪。硫酸镁不作为降压药使用。妊娠期禁止使用 ACEI 和 ARB。

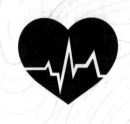

第四章

中医传统导引技术

中医导引技术是以八段锦、五禽戏、太极拳、六字诀、易筋经等传统功法为主要手段进行主动运动训练的技术。它以主动性肢体运动、呼吸调节、心理调养为基本形式，以进行功法训练为主，也可以在功法训练的同时进行手法治疗。

一、中医传统导引技术的作用

中医导引技术属于中低强度的有氧运动。高血压病患者如能坚持有氧运动可使血压下降 5~7 mmHg。运动时活动肌群血管扩张，毛细血管的数量和密度增加。血液循环和代谢改善，总外周阻力降低，从而有利于降低血压。将运动和饮食控制相结合，可以有效降低血液中低密度脂蛋白胆固醇的含量，增加高密度脂蛋白胆固醇的含量，从而有利于控制血管硬化。将运动与中医导引技术相结合，有助于改善不良情绪，有利于减轻心血管应激反应，降低血压。

随着生活快节奏化，人们的生活习惯及饮食结构上的改变导致越来越多的人患高血压。在众多的降压方式中，运动可以说是一种效果比较好的方式。它对于高血压的预防和治疗都起着非常关键的作用。有不少人患上高血压之后，就放弃了运动，原因是害怕在运动的过程中出现意外。事实上患高血压之后，更需要适当的康复运动，因为锻炼身体能够有效地缓解高血压的症状。而说到锻炼的过程中出现什么意外，其实只要注意运动中有无不适，掌握停止运动的指征，就可以有效地进行避免，不用过于担心。

肌肉运动可以使肌肉血管纤维逐渐增大、增粗。冠状动脉的侧支血管增多，血流量增加，管腔增大，管壁弹性增强，这些改变均有利于血压下降。运动中还能产生某些化学物质，这些化学物质进入血液后能促使血管扩张，血液循环加快，并有利于血液中胆固醇等物质的清除，使血管保持应有的弹性，有效延缓动脉硬化的发生和发展，防止高血压加重。

二、方案纲要

包括中医传统导引技术在内的康复运动应根据病情采用不同的运动处方——即由专业医师制订的个体化运动处方，包括：

运动种类：选择中医传统运动和步行、慢跑相结合的适合自身的运动形式。

运动强度：根据心肺运动试验确定。

运动时间：在 15~60 min 之间，其中达到靶心率的时间不少于 10 min。

运动频率：每周应运动 3~5 d，最好上午、下午各一次，后可增加至每天都运动。

当患者静息时收缩压 ≥ 200 mmHg，或者舒张压 ≥ 110 mmHg 时不应该推荐进行心肺运动试验和任何形式的运动。

下面将叙述康复运动方案，让患者大致了解运动处方的科学性，并循序渐进，持之以恒。

三、专业运动处方

运动处方的内容包括运动种类、运动强度、运动时间、运动频率、运动进度及注意事项等。

1. 运动种类　有氧运动的项目有练八段锦、打太极拳、练五禽戏、练气功、步行、慢跑、走跑交替、上下楼梯、游泳、骑自行车、跑台跑步、跳绳、做广播体操等。结合个人兴趣选择。抗阻运动方法有举哑铃、拉弹力带等。

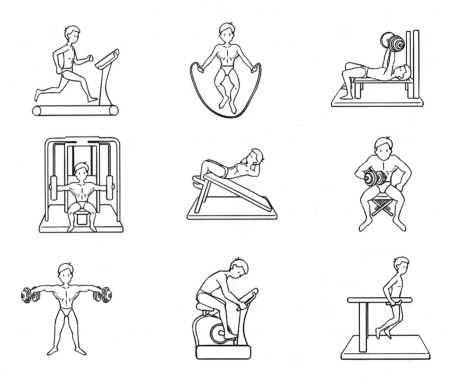

2. 运动强度　运动强度是指单位时间内的运动量，主要由专业医师制订。确定运动强度常用的方法有：

（1）以"心肺运动试验"的结果（最大摄氧量、无氧阈、代谢当量）为运动强度的标准，确定运动的速度，使心血管疾病患者的运动既达到精确的数字化，又有安全保障。

（2）6分钟步行最大距离。

运动速度的计算方法：

1）根据代谢当量（MET）预测相关参考值，找出相同MET的活动项目，常见活动项目的代谢当量见表4-1。

表 4-1　常见活动项目的代谢当量

MET	自理活动	家务活动	娱乐活动
1～2	卧床休息，坐位、立位进餐，说话，更衣，洗脸，步行，坐位乘飞机	用手缝纫，扫地，织毛衣，擦拭家具	看电视，听广播，下棋，坐位绘画
2～3	稍慢的平地步行，骑自行车（8 km/h），床边坐马桶，立位乘车	削土豆皮，揉面团，洗小件衣服，扫床，擦玻璃，收拾庭院，机器缝纫，洗衣服和餐具	开汽车，划船（4 km/h），骑马慢行，弹钢琴（弦乐器）
3～4	普通平地步行（4 km/h），骑自行车（10 km/h），淋浴	整理床铺，拖地，用手拧干衣服，挂衣服，做饭	做广播操，钓鱼，拉风琴
4～5	稍快的平地步行（5 km/h），骑自行车（13 km/h），下楼，洗澡	购物（轻东西），铲除草	跳舞，园艺，打乒乓球，游泳
5～6	快速平地步行（5.5 km/h），骑自行车（17.5 km/h	掘松土，育儿	骑快马，滑冰
6～7	慢跑（4～5 km/h），骑自行车	劈柴，扫雪	打网球（单打），轻滑雪
7～8	慢跑（8 km/h）骑自行车，（19 km/h）	用铁锹挖沟，搬运（36 kg 的重物）	登山，骑马飞奔，滑雪，打篮球
8 以上	连续上 10 层楼梯		参加各种体育比赛

MET =（4.948+0.023×6 分钟步行距离）/3.5

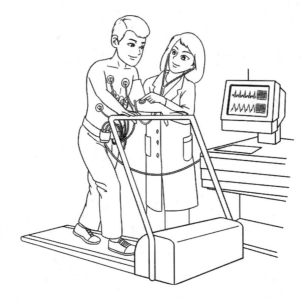

2）或根据代谢当量公式计算速度：

$$步行速度 = \frac{3.5 \times（代谢当量 -1）}{0.1+1.8 \times 坡度百分比}$$

$$跑步速度 = \frac{3.5 \times（代谢当量 -1）}{0.2+0.9 \times 坡度百分比}$$

3）目标心率法，即在静息心率的基础上增加 20~30 次 / min，作为患者合适运动强度的参考。

3. 运动时间 美国运动医学会建议运动持续时间应在 15~60 min 之间，其中达到靶心率的时间应有 10 min 以上，持续时间 20~30 min 效果更好。

4. 运动频率 每周应运动 3~5 d，最好上午、下午各一次，后可增加至每天都运动。

5. 运动进度 经典的运动程序包括三个步骤。第一步：准备活动，即热身运动。多采用低水平有氧运动，持续 5 min。第二步：训练阶段，包含有氧运动、抗阻运动、柔韧性运动、平衡训练等各种运动方式训练。其中有氧运动是基础，抗阻运动和柔韧性运动是补充。第三步：放松运动，据病情持续

5 min，病情越重时间宜越长。

6. 注意事项

（1）选择患者自己喜欢做的运动。

（2）能连续做 10 min 或更长时间的运动而没有不适。

（3）注意运动的三个步骤，即热身运动、运动训练和放松运动。

（4）较重患者住院期间，医师会根据测评后运动危险分层确定低危、中危、高危，进行不同级别、不同次数的医学监控。

（5）运动一段时间后需要进行复评，评估疗效，并根据复评结果进行运动处方的调整。

（6）运动康复期间仍须遵医嘱服药，不可自行停药或调药。

（7）避免运动损伤。

（8）循序渐进，逐渐增加运动量。

（9）收缩压 ≥ 250 mmHg 或者舒张压 ≥ 115 mmHg 应立即停止运动。

四、家庭运动疗法

（一）根据运动处方进行康复运动

高血压易患人群的运动处方与健康成人的运动处方在内容和结构上基本一致，主要包括有氧运动、肌肉力量与耐力练习、柔韧练习等，主要区别在于运动起始负荷、持续时间、运动强度的不同，重点强调运动的安全性和有效性。

中等强度运动是目前研究证据最多、最充分的运动，对于身体素质好、有运动习惯的人鼓励进行较大强度的活动。每周至少进行 150 min 中等强度的运动或 75 min 较大强度的运动可增强心肺功能，降低血压、血糖，调节血脂。

可采取短时间、多次累积的方式进行运动，鼓励有条件者增加每次活动的持续时间。

血脂异常、超重和肥胖人群的运动方案推荐：逐渐增加运动时间，达到每天 50~60 min 的运动量，每周 ≥ 5 d。每周或每日运动量可通过多个短时间累积完成，并提高日常生活中的身体活动，如步行通勤。每日 60~90 min 的运动锻炼是减重、调脂的必要运动量。每周 2~3 d 的肌肉力量练习可增加能量消耗和基础代谢，有利于进一步控制血脂和体重。

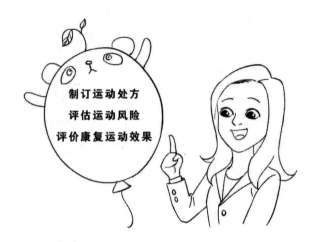

老年人应根据身体情况确定活动水平，具体推荐：老年人可选用两分钟原地高抬腿踏步来评估有氧能力，30秒坐站测试运动能力和腿部力量。由于慢性病而不能每周做150 min中等强度有氧运动时，应尽可能地进行身体活动。老年人的运动可以和日常活动相结合。进行神经肌肉控制练习（如闭眼单脚站、太极拳、气功、舞蹈等），包括平衡、协调、步态和本体感觉等控制技能的练习，这对老年人尤为重要。推荐每周2~3次，每天20~30 min。

（二）中医导引技术

导引，"导气令和，引体令柔"，意念控制呼吸吐纳或内气运行，用意念引导肢体运动，意为使"气"更平和，使"体"更柔软。导引技术是以八段锦、五禽戏、六字诀等传统功法为主要手段指导患者进行主动训练的推拿医疗技术。它是以自身形体活动、呼吸吐纳、心理调节相结合为主要运动形式的民族传统体育项目，是中华悠久文化的组成部分。它的显著优点在于"三调"：①调心，即意识（意念）的运用；②调息，即呼吸的控制；③调形，即形体的调整。因此，中医导引技术综合了形体、呼吸、意识等多种锻炼形式于一体。

1. 八段锦　在我国古老的导引术中，八段锦是流传最广，对导引术发展影响最大的一种传统运动。八段锦起源于北宋，有八百多年历史。功法共为八段（动作），动作如锦缎般优美、柔顺，故叫"八段锦"。八段锦分坐势八段锦和站势八段锦两种。坐势（文八段、南派）练法恬静，运动量小，注重凝神行气。适合起床前或睡觉前穿着内衣锻炼。站势（武八段、马步式、北派）运动量相对较大，适于各种年龄、各种身体状况的人锻炼。

八段锦属于中、低强度的有氧运动。现代研究显示，习练八段锦能增加能量消耗，促进脂肪代谢，改善血管内皮功能，抑制炎性因子分泌，提高抗氧化能力，调节免疫功能，调节体内激素水平，以及改善和提高心肺功能。

八段锦 8 节正功，其中每一个动作均重复做 6~8 次。完整练习一遍八段锦的时间应该不少于 15 min。

2. 五禽戏　五禽戏最初是东汉著名中医学家华佗根据虎、鹿、熊、猿、鸟五种动物的动作和神态创编而成的中医保健气功。在 2011 年被列入我国第三批国家级非物质文化遗产项目。

五禽戏的养生机理可以从肢体、呼吸、意念三方面阐述以达到调身、调息、调心的目的。五禽戏和其他功法最显著的区别是"仿生"，动作要体现出五禽的形态特点，意念要体现出五禽的秉性。五个戏种，各戏种主要功能不尽相同：虎戏重调腰肾，益精填髓；鹿戏舒筋展骨；熊戏重调中焦脾胃，增强体力；猿戏益于躯体灵活性；鸟戏重调上焦之肺，调运气血、疏通经络。

形、气、意、神是五禽戏练习过程的四个环节。

形正：头身正直、含胸垂肩、体态自然，"演虎像虎""学熊似熊"。每一个动作的起落、高低、轻重、缓急、虚实均柔和灵活。

气顺：气顺需要调息，顾名思义就是对呼吸进行调整。

意守：精神放松，思想集中，身体舒适自然地进入练功状态。

神凝：形神合一，意、气、形合而为一，从而调心、调身、调息。

五禽戏属于中等运动强度运动，练习者最大平均心率在 131 次 /min，非常适合中老年人练习。

3. 六字诀　"六字诀"是一种吐纳法。它是通过嘘、呵、呼、呬、吹、嘻六个字的不同发音，使呼吸与动作相互配合，可以将导引和呼吸的作用叠加放大。研究发现六字诀是一种全身心的运动，六字诀可有效改善血压、心率、心脏射血能力，对呼吸系统、心血管系统、心理健康、认知功能等方面具有一定的预防与治疗恢复作用。

在医院，专业医师会根据患者具体情况制订个体化运动处方，见表4-2。

表4-2　运动处方

姓名_____　性别_____　年龄_____

诊断

处方依据	□ 心肺运动试验　　□ 6 分钟步行试验 □ 公式推算			
运动形式	□ 步行 □ 游泳 □ 练八段锦	□ 慢跑 □ 骑自行车 □ 做体操	□ 走跑交替 □ 跑台跑步 □ 举哑铃	□ 上、下楼梯 □ 打太极拳 □ 拉弹力带
运动强度	□ 速度：　　　　　　km/h □ 达标心率：　　　　次 /min			
运动时间	□ 持续时间应在　　　　min □ 达到靶心率时间　　　min			
运动频率	□ 每周　次 □ 每天　次			
运动进度	□ 准备活动，即热身运动。持续 5 min □ 训练阶段　　min □ 放松运动，据病情轻重持续 5 min			
注意事项	★ 选择您喜欢做的运动 ★ 至少能连续做 10 min 或更长时间的运动而无不适 ★ 注意运动三部曲，即热身期、运动期和放松期 ★ 运动过程中，特别是住院期间，医师会根据测评后的运动危险分层，进行不同级别、不同次数的医学监控 ★ 运动一段时间后需要进行复评，评估疗效，并根据复评结果对运动处方进行调整 ★ 运动康复期间，仍须遵医嘱服药，不可自行停药或调药 ★ 避免运动损伤 ★ 循序渐进，逐渐增量 ★ 当收缩压 ≥ 200 mmHg，或者舒张压 ≥ 110 mmHg 时不应做任何形式的运动			

医师

日期_____年_____月_____日

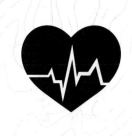

第五章

辨证食疗法

　　合理安排高血压患者的膳食结构至关重要，是预防高血压发生发展的重要措施。

（一）辨证施膳的作用

　　大规模的调查表明，不合理的膳食结构是动脉粥样硬化的重要因素。辨证施膳是中医药膳疗法的特色和优势，它以中医辨证论治为基础，根据患者的不同证候，利用食物的性味来调整阴阳，将药疗和食疗有机地结合，以达到辅佐药物、匡扶正气、祛除病邪、恢复健康的目的。

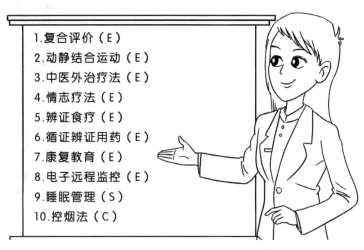

1.复合评价（E）
2.动静结合运动（E）
3.中医外治疗法（E）
4.情志疗法（E）
5.辨证食疗（E）
6.循证辨证用药（E）
7.康复教育（E）
8.电子远程监控（E）
9.睡眠管理（S）
10.控烟法（C）

注：1. 复合评估（evaluation of composite）；2. 动静结合运动（exercise of dynamic static integrated）；3. 中医外治疗法（external therapy）；4. 情志疗法（emotions therapy）；5. 循证辨证用药（eating syndrome differentiation）；6. 辨证食疗（evidence-based and dialectical medication）；7. 康复教育（education）；8. 电子远程监控（electronic monitoring system）

（二）方案纲要

　　专业医师根据患者的体力劳动及其胖瘦情况，应用食物交换份法，制订膳食营养处方。再根据辨证结果选择食药两用的药物，形成整体的中医辨证食疗处方。

　　家庭疗法需按中医辨证食疗处方，结合个人喜好，选择合适的食物种类和摄入量。下面叙述辨证膳食处方的制订过程，以便了解营养处方的科学性和重要性。

（三）专业疗法

在医院，专业人员通过科学计算制订膳食营养处方。

1. 制订膳食营养处方的八个步骤

第一步：了解基本病情。

第二步：了解饮食和行为，评估目前膳食营养状况和身体活动水平。

第三步：计算标准体重。标准体重 = 身高（cm）–105。

第四步：计算每天能量摄入量。根据体力劳动及其胖瘦情况，以及成人每日能量供给量表（表5–1），确定能量供给量，公式为：

全天能量供给量（kcal）= 标准体重（kg）× 单位标准体重能量需要量（kcal/kg）［为符合人们日常生活习惯，本书仍用千卡（kcal），1 千焦（kJ）=0.238 千卡（kcal）］。

表 5-1　成人每日能量供给量（kcal/kg）

体型	体力活动量			
	极轻体力劳动	轻体力劳动	中体力劳动	重体力劳动
消瘦	35	40	45	45~50
正常	20~30	35	40	45
超重	20~25	30	45	40
肥胖	15~20	20~25	30	35

第五步：计算每天食物交换份。每天食物交换份 = 全天能量供给量（kcal）/90（表5–2）。

第六步：蛋白质、脂肪、碳水化合物的比例。蛋白质应占全天总能量的10%~15%；脂肪应占全天总能量的15%~30%；碳水化合物应占全天总能量的55%~70%。计算食物交换份数。

食物交换份法将食物分为四大组八大类，谷薯组（谷薯类）、蔬果组（蔬菜类、水果类）、肉蛋组（大豆类、乳类、肉蛋类）、油脂组（坚果类、油脂类）。

表 5-2　不同能量所需的各类食品交换份数

能量（kcal）	交换单位（份）	谷薯类		蔬果类		肉蛋类		豆乳类			油脂类	
		质量（g）	单位（份）	质量（g）	单位（份）	质量（g）	单位（份）	豆浆量（g）	牛奶量（g）	单位（份）	质量（g）	单位（份）
1260	14	150	6	500	1	150	3	200	250	2	2汤匙	2
1440	16	200	8	500	1	150	3	200	250	2	2汤匙	2
1620	18	250	10	500	1	150	3	200	250	2	2汤匙	2
1800	20	300	12	500	1	150	3	200	250	2	2汤匙	2
1980	22	350	14	500	1	150	3	200	250	2	2汤匙	2

每个食物交换份可产生 90 kcal（约 376 kJ）能量。同类食物在一定重量内所含的蛋白质、脂肪、碳水化合物和能量相近，每份不同类食物间所提供的能量也是相同的，每份食物可进行等值交换。所有食物均指可食部分，即去除皮、籽、核、骨头等后的净重。只要每日饮食中包括这四大组食物并合理分配，即可构成平衡膳食。

第七步：一日三餐的比例。一般情况下，早、中、晚三餐比为 3 : 4 : 3 或 2 : 4 : 4。

第八步：形成营养处方。

下面我们举一个具体的例子，详细说明如何利用食物交换份安排一日三餐。

女性，40 岁，身高 165 cm，体重 75 kg，高血压，从事中等体力劳动。利用食物交换份进行营养配餐的步骤如下：

第一步：了解基本病情，高血压。

第二步：了解饮食和行为，评估目前膳食营养状况和身体活动水平。

第三步：计算标准体重，体重 = 身高（cm）−105 =165−105=60 kg。

第四步：计算每天能量摄入量（食盐：< 6 g/d）。通过 BMI 判断体型，BMI= 体重（kg）/ 身高 ^{2}（m^2）=75 ÷ 1.65^2 = 27.5 kg/m^2，属于肥胖。按中等体力劳动计算所需热量为每天 30 kcal/kg，总热量 = 60 × 30=1800 kcal。

第五步：计算每日食物交换份。每日食物交换份 = 全日能量供给量（kcal）/ 90 = 1800/ 90 = 20 份。

第六步：计算食物交换份数，其中谷薯类 12 份、蔬果类 1 份、肉蛋类 3 份、豆乳类 0.5 份、牛奶类 1.5 份、油脂类 2 份。

第七步：一日三餐的比例。按 3 ∶ 4 ∶ 3 的比例分配早、中、晚三餐，为了便于计算，将上述食品份数调整后安排如下：

1）早餐：谷薯类 4 份、乳类 2 份。

2）中餐：谷薯类 5 份、肉蛋类 1.5 份、蔬菜水果 0.5 份、油脂类 1 份。

3）晚餐：谷薯类 3 份、肉蛋类 1.5 份、蔬菜 0.5 份、油脂类 1 份。

第八步：形成营养处方。查询等值食品交换表，根据口味，制订具体食谱。

1）早餐：咸面包 35 × 4 =140 g、牛奶 160 × 2=320 mL。

2）中餐：大米 25 × 5=125 g、瘦牛肉 50 × 0.5=25 g、卤鸡蛋 60 × 1=60 g、白菜 500 × 0.5=250 g、花生油一汤匙。

3）晚餐：面条 35 × 3=105 g、带鱼 80 × 1.5=120 g、拍黄瓜 500 × 0.5=250 g、花生油一汤匙。

在医院，专业医师会结合患者饮食喜好，按表 5–3 提供辨证膳食处方。

2. 制订辨证食疗处方　食疗是我国传统中医药宝库的重要组成部分，具有悠久的历史和丰富的内容，是在中医药理论的指导下，以食物性味理论为依据，根据不同的体质或疾病，选取具有一定保健治疗作用的食物或药食两用的食材，通过合理的烹调加工，使之成为具有一定的色、香、味、形及养生疗疾效能的膳食。广义的食疗还包括将药物与食物配伍，采用适宜的烹调技术制作成膳食，通常称之为"药膳"，取药物之性、食物之味，借助食品的形式，达到保健强身、促进康复、治病延年的目的。根据辨证选择食药两用的药物，形成整体的中医辨证食疗处方。

表 5-3 辨证膳食处方

姓名 _____ 性别 _____ 年龄 _____

诊断

种类	每日摄入量（g/d）	每份重量	食品选择
谷薯类	一天选择 _____ 份（√）	25 g	□大米　□小米　□糯米　□薏米 □高粱米　□面粉　□米粉　□红豆 □玉米面　□挂面　□绿豆　□油饼 □龙须面　□油条　□燕麦片 □混合面　□荞麦面　□干豌豆 □干莲子　□干粉条　□苏打饼干
		35 g	□烧饼　□烙饼　□馒头　□魔芋 □咸面包　□生面条　□窝窝头
肉蛋类	一天选择 _____ 份（√） 建议：选择的顺序依次为鱼肉、鸡肉、鸭肉、牛肉、猪肉、羊肉	20 g	□热火腿　□香肠
		25 g	□五花肉
		35 g	□午餐肉　□熟酱牛肉　□熟酱鸭 □大肉肠　□熟叉烧肉（无糖）
		50 g	□瘦猪肉　□牛羊肉　□排骨 □鸭肉　□鹅肉
		60 g	□鸡蛋（1个带壳）　□鸭蛋（1个带壳） □松花蛋（1个带壳）□鹌鹑蛋（6个带壳）
		100 g	□兔肉　□蟹肉　□水发鱿鱼
		150 g	□鸡蛋清
		80 g	□带鱼　□草鱼　□鲤鱼　□甲鱼 □鲜贝　□大黄鱼　□对虾
		350 g	□水发海参

续表

种类	每日摄入量 （g/d）	每份 重量	食品选择
蔬果菜	一天选择 _____份（√） 或n份，每份重量为1/n	500 g	☐大白菜 ☐菠菜 ☐油菜 ☐韭菜 ☐茴香 ☐茼蒿 ☐芹菜 ☐苦瓜 ☐莴笋 ☐番茄 ☐冬瓜 ☐黄瓜 ☐西葫芦 ☐茄子 ☐丝瓜 ☐芥蓝 ☐鲜蘑菇 ☐苋菜 ☐龙须菜 ☐鲜豆芽 ☐油菜薹 ☐水浸海带
		400 g	☐白萝卜 ☐青椒 ☐茭白 ☐冬笋
		350 g	☐南瓜 ☐菜花
		250 g	☐鲜豇豆 ☐扁豆 ☐洋葱 ☐蒜苗
		200 g	☐胡萝卜
		150 g	☐山药 ☐荸荠 ☐藕 ☐凉薯
		100 g	☐慈姑 ☐百合 ☐芋头
		70 g	☐毛豆 ☐鲜豌豆
		150 g	☐柿子 ☐香蕉 ☐鲜荔枝
		200 g	☐梨 ☐桃 ☐苹果 ☐橘子 ☐橙子 ☐柚子 ☐李子 ☐葡萄 ☐猕猴桃 ☐杏
		500 g	☐西瓜
豆乳类	一天选择 _____份（√）	20 g	☐腐竹
		25 g	☐大豆 ☐大豆粉
		50 g	☐豆腐丝 ☐豆腐干 ☐油豆腐
		100 g	☐北豆腐（老豆腐）
		150 g	☐南豆腐（嫩豆腐）
		400 g	☐豆浆
		20 g	☐奶粉
		25 g	☐乳酪 ☐脱脂奶粉
		160 g	☐牛奶 ☐羊奶
		130 g	☐无糖酸奶

续表

种类	每日摄入量（g/d）	每份重量	食品选择
油脂类	一天选择 _____份（√）	10 g	□花生油　□香油 □玉米油　□菜油 □豆油 □猪油　□牛油　□羊油　□黄油
盐类		6 g	□食盐
中药施膳	△补气 △补阳 △补血 △滋阴 △活血 △平肝 △利水 △化痰 △通便 △消食 △安神		□党参　□黄芪　□白术　□山药 □桑寄生　□益智仁　□芡实　□胡桃仁 □当归　□熟地　□龙眼肉 □枸杞子　□麦冬　□百合 □葛根　□三七　□木瓜 □天麻　□白芍 □茯苓　□泽泻　□薏苡仁 □胖大海　□橘皮　□桑叶 □郁李仁　□芦荟 □山楂　□莱菔子 □酸枣仁　□莲子

医师
日期____年____月____日

（1）药膳常用药物有哪些?

1）补气药：人参、党参、太子参、黄芪、白术、山药、扁豆、饴糖、甘草等。

2）补阳药：鹿茸、鹿鞭、黄狗肾、海马、蛤蚧、杜仲、肉苁蓉、冬虫夏草、胡桃仁等。

3）补血药：当归、熟地、何首乌、桑葚子、龙眼肉、枸杞子等。

4）滋阴药：沙参、明党参、麦冬、百合、龟板、鳖甲、黄精等。

5）活血通络药：三七、川芎、丹参、牛藤等。

6）舒筋活络药：木瓜、伸筋草、丝瓜络、白花蛇、乌梢蛇等。

7）平肝药：天麻、地龙、白芍等。

8）利水消肿药：茯苓、泽泻、薏苡仁、赤小豆、冬瓜皮、玉米须、车前草、金钱草、猪苓等。

9）行气通便药：佛手、木香、檀香、荔枝核、薤白、火麻仁、番泻叶、芦荟、蜂蜜、草果、砂仁、橘皮等。

10）消食药：山楂、鸡内金、麦芽、谷芽、莱菔子草等。

11）安神药：酸枣仁、柏子仁、灵芝、夜交藤、莲子、灯心草等。

12）壮腰健肾药：桑寄生、益智仁、芡实、菟丝子、仙茅、山萸肉、银杏等。

13）清热解毒药：薄荷、菊花、葛根、桑叶、芦根、莲子心、生地、玄参、牡丹皮、金银花、蒲公英、鱼腥草、土茯苓、金荞麦、决明子、夏枯草等。

（2）食药两用的中药有哪些？

丁香、八角、茴香、刀豆、小茴香、小蓟、山药、山楂、马齿苋、乌梢蛇、乌梅、木瓜、火麻仁、代代花、玉竹、甘草、白芷、白果、白扁豆、白扁豆花、龙眼肉（桂圆）、决明子、百合、肉豆蔻、肉桂、余甘子、佛手、杏仁、沙棘、牡蛎、芡实、花椒、赤小豆、阿胶、鸡内金、麦芽、昆布、枣（大枣、酸枣、君迁子）、罗汉果、郁李仁、金银花、青果、鱼腥草、姜（生姜、干姜）、枳椇子、枸杞子、栀子、砂仁、胖大海、茯苓、香橼、香薷、桃仁、桑叶、桑葚、橘红、桔梗、益智仁、荷叶、莱菔子、莲子、高良姜、淡竹叶、淡豆豉、菊花、菊苣、黄芥子、黄精、紫苏、紫苏子、葛根、黑芝麻、黑胡椒、槐米、槐花、蒲公英、蜂蜜、榧子、酸枣仁、鲜白茅根、鲜芦根、蝮蛇、橘皮、薄荷、薏苡仁、薤白、覆盆子、藿香、玫瑰花、凉粉草（仙草）、夏枯草、布渣叶（破布叶）、鸡蛋花、人参（人工种植）、当归、山奈、西红花、草果、姜黄、荜茇、党参、肉苁蓉、铁皮石斛、西洋参、黄芪、灵芝、山茱萸、天麻、杜仲叶。

（3）食疗烹调的原则是什么？

食疗烹调应以清淡为原则，具体烹饪方法多选择以水为媒介的煮、炖、蒸等，主要剂型为粥、羹、汤饮等含汁量多、容易消化的剂型，选料应坚持卫生、道地、鲜活、合乎时令的原则，食用时间应以饭前空腹为主，也可配餐食用，以"饥中饱，饱中饥"的七八分饱为度。食疗作为膳食形式，要求一定的色、香、味、形，不仅能达到保健强身、防病治病的目的，而且还能给人感官上、精神上以享受，"食""养""医"相结合，在疾病预防与治疗中的作用不可小觑。

（4）食疗的四气的功效是什么？

1）温性食物：补中益气，健脾养胃，补肾填精，养心安神，解毒散瘀等。如韭菜、生姜、葱白、红茶、栗子、鸡肉、杜果、荔枝、大枣、桃子、杨梅、核桃、山楂等。

2）热性食物：温中散寒，温肾壮阳。如狗肉、羊肉、黄鳝、辣椒、樱桃、榴莲等。

3）凉性食物：清热解毒，凉血通络，利尿消肿。如薏苡仁、绿豆、豆腐、豆腐皮、腐竹、芹菜、菠菜、西红柿（微凉）、白萝卜（生）、丝瓜、黄瓜、冬瓜、黄花菜、金针菇、西蓝花、鸭蛋、鸭肉、水牛肉、梨、苹果（微凉）、火龙果、绿茶、菊花、金银花、胖大海、决明子等。

4）寒性食物：生津润燥，清热解毒，软坚散结，利水。如藕（生）、马齿苋、鱼腥草、芦荟、绿豆芽、黄豆芽、苦瓜、慈姑（微寒）、松花蛋、螃蟹、牡蛎肉、鸭血、哈密瓜、西瓜、柚子、猕猴桃、苦丁茶、大黄、黄柏、牡丹皮等。

5）平性食物：滋阴健脾和胃，补益气血，生津润燥，除湿利水，养血安神。如大米、大麦、玉米、燕麦、黑芝麻、番薯、黄豆、扁豆、蜂蜜、甘草、土豆、胡萝卜、豇豆、鸡蛋、鹌鹑蛋、猪肉、鹌鹑肉、蛇肉、鲫鱼、银鱼、菠萝、葡萄、橄榄、葵花子、榛子、腰果、牛奶、酸奶、枸杞子等。

（5）五味的功效是什么？

五味：一是指药物的真实滋味，包括辛、甘、酸、苦、咸五种基本滋味；二是指药物的作用。除五种基本滋味以外，还有淡味、涩味。习惯上淡附于甘，涩附于酸，故称"五味"。

1）辛味能散，散即发散；能行，即行气、行血。如辣椒、葱、姜、韭菜、蒜等。

2）甘味能补，补即补益；能缓，即缓急止痛；能和，即调和药性、和中、解毒。如人参、熟地、蜂蜜、甘草、大枣等。

3）酸味能收，即收敛；能涩，即固涩；具有收敛固涩作用。另外，酸味药还具有生津、开胃、消食、安蛔等作用。如乌梅、梨、柠檬、葡萄、山楂、石榴等。

4）苦味能泄，即清泄、降泄、通泄；能燥，即燥湿（苦温燥湿、苦寒燥湿）。如苦杏仁、菊花、番泻叶、陈皮等。

5）咸味能软，即软坚散结；能下，即泻下。如昆布、马鹿茸、牡蛎、石决明、鳖甲、龟甲等。

（6）药膳食用禁忌有哪些？

1）中药配伍禁忌。药膳的主要原料是中药。目前有几百种中药可作为药膳原料。如人参、当归、天麻、杜仲、枸杞子等。这些中药在与食物配伍、炮制和应用时都需要遵循中医理论。药膳的中药配伍禁忌应遵循中药本草学理论，一般参考"十八反"和"十九畏"。"十八反"：甘草反甘遂、大戟、海藻、芫花；乌头反贝母、瓜蒌、半夏、白蔹、白及；藜芦反人参、沙参、丹参、玄参、苦参、细辛、芍药。"十九畏"：硫黄畏朴硝，水银畏砒霜，狼毒畏密陀僧，巴豆畏牵牛，丁香畏郁金，川乌、草乌畏犀角，牙硝畏三棱，官桂畏赤石脂，人参畏五灵脂。

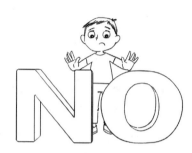

2）中药与食物配伍禁忌。药物与食物的配伍禁忌是古人的经验总结，后人多遵从于此。其中有些禁忌虽还有待科学证明，但在没有得出可靠的结论以前还应参照传统说法，慎用为宜。一般用发汗类药应禁生冷，调理脾胃类中药禁油腻，消肿理气类中药禁豆类，止咳平喘类中药禁鱼腥，止泻类药禁瓜果。这些禁忌主要包括：猪肉反乌梅、桔梗、黄连、百合、苍术；羊肉反半夏、菖蒲、丹砂；狗肉反商陆，忌杏仁；鲫鱼反厚朴，忌麦冬；猪血忌地黄、何首乌；猪心忌吴茱萸；鲤鱼忌朱砂；葱忌常山、地黄、何首乌；蒜忌地黄、何首乌；萝卜忌地黄、何首乌；醋忌茯苓；茶忌土茯苓、威灵仙等。

3）食物与食物配伍禁忌。古人对食物与食物的配伍也有一些忌讳，其道理虽不充分，但在药膳应用中可作参考。这些禁忌是：猪肉忌荞麦、鸽肉、鲫鱼、黄豆；羊肉忌醋；狗肉忌蒜；鲫鱼忌芥菜、猪肝；猪血忌黄豆；猪肝忌荞麦、豆酱、鲤鱼肠子、鱼肉；鲤鱼忌狗肉；龟肉忌苋菜、酒、果；鳝鱼忌狗肉、狗血；

鸭蛋忌桑葚子、李子；鸡肉忌芥末、糯米、李子；鳖肉忌猪肉、兔肉、鸭肉、苋菜、鸡蛋等。

4）患者忌口。主要包括两类：一类是指某种病忌某类食物。如肝病忌辛辣；心病忌咸；水肿忌盐；骨病忌酸甘；胆病忌油腻等。另一类是指某类病忌某种食物。如凡症见阴虚内热、痰火内盛、津液耗伤的患者，忌食姜、椒、羊肉等温燥发热之饮食；凡外感未除、喉疾、目疾、疮疡、痧痘患者，当忌食芥、蒜、蟹、鸡蛋等发风动气之品；凡属湿热内盛之人，当忌食饴糖、猪肉、酪酥、米酒等助湿生热之饮食；凡中寒脾虚、大病、产后之人，西瓜、李子、田螺、蟹、蚌等积冷损之饮食当忌之；妊娠期禁用破血通经、剧毒、催吐及辛热、滑利之品。忌口之说有些已被证明是有道理的，有些则不合实际，在药膳应用中可资参考。

（7）高纤维素食物有哪些？

膳食纤维是指不能被人体消化道系统中的酶消化、分解、吸收的多糖类物质。纤维素比重小、体积大，进食后充填胃腔，需要较长时间来消化，延长胃排空的时间，容易产生饱腹感，减少热量的摄取；同时膳食纤维减少了摄入食物中热量的比值；纤维素在肠内会吸引脂肪并随之排出体外，有助于减少脂肪积聚。

我们平时所吃的水果与蔬菜中也含有很丰富的纤维素。

1）谷物含纤维素4%~10%，纤维素含量从多到少排列为小麦、大麦、玉米、荞麦面、薏米面、高粱米、黑米。

2）豆类含纤维素6%~15%，纤维素含量从多到少排列为黄豆、青豆、蚕豆、芸豆、豌豆、黑豆、红小豆、绿豆。

无论是谷类、薯类还是豆类，一般来说，加工得越精细，纤维素含量越少。

3）蔬菜类：笋类的纤维素含量最高，笋干的纤维素含量达到30%~40%，辣椒的纤维素含量超过40%。其余含纤维素较多的蔬菜有蕨菜、菜花、菠菜、南瓜、白菜、油菜、菌类（干）。纤维素含量在30%以上的蔬菜按照纤维素含量从多到少的排列为：发菜、香菇、银耳、木耳。此外，紫菜的纤维素含量也较高，可达20%。

4）坚果：纤维素含量在3%~14%。纤维素含量在10%以上的坚果有：

黑芝麻、松子、杏仁。水果中纤维素含量最多的是山楂干，它的纤维素含量接近 50%，其次有桑葚干、樱桃、酸枣、黑枣、大枣、小枣、石榴、苹果、鸭梨。

各种肉类、蛋类、奶制品、油、海鲜、酒精饮料、软饮料都不含纤维素；各种婴幼儿食品的纤维素含量都极低。

（8）按照嘌呤含量，食物分类有哪些？

嘌呤是存在于人体内的一种物质，主要以嘌呤核苷酸的形式存在，在能量供应、代谢调节及组成辅酶等方面起着十分重要的作用。嘌呤是有机化合物，无色结晶，在人体内嘌呤氧化变成尿酸，人体尿酸过高就会引起痛风。饮食分为低嘌呤、中嘌呤和高嘌呤三类。

1）低嘌呤食物。低嘌呤食物是指每 100 g 食物中嘌呤含量小于 25 mg 的食物。低嘌呤食物可放心食用。每 100 g 食物中嘌呤含量小于 50 mg 的食物包括：①五谷类有米、麦、高粱、玉米、马铃薯、甘薯、面条、通心粉；②蛋类有鸡蛋、鸭蛋、皮蛋；③奶类有牛奶、乳酪、冰激凌；④饮料有汽水、巧克力、可可、咖啡、麦乳精、果汁、茶、蜂蜜、果冻。此外还有各种水果、蔬菜和油脂等。

2）中嘌呤食物宜限量食用。每 100 g 食物中含 50~150 mg 嘌呤的为中嘌呤食物。包括：①肉类，如鸡肉、猪肉、牛肉、羊肉、鱼、虾、螃蟹；②豆类，如黑豆、绿豆、红豆、花豆、豌豆、菜豆、豆干、豆腐。此外还有笋干、金针菇、银耳、花生、腰果、芝麻等。

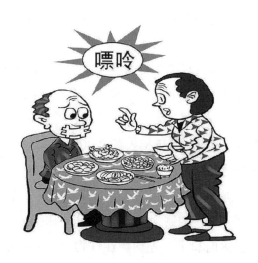

3）高嘌呤食物应禁忌。每 100 g 食物中含 150~1000 mg 嘌呤的食物为高嘌呤食物。包括肉类和内脏，如牛肝含嘌呤 233 mg、牛肾含嘌呤 200 mg。各种肉、禽制成的浓汤和清汤含嘌呤 160~400 mg。

（四）家庭疗法

1. 根据中医辨证食疗处方和自己的饮食喜好选择食物和等值食物

（1）以平衡膳食为原则安排每日餐食，坚持食物多样化，特别关注全谷类食物和蔬菜的食用量是否达到推荐要求。

（2）严格限制高盐食物摄入。减少食盐摄入量，每日 < 6.0 g。对于高血压前期人群，食盐摄入量应更为严格，减少酱油、味精、腐乳等含盐量高的调味品的使用，选择葱、姜、蒜、花椒等调味品。少吃或不吃腌熏食物及其制品，减少食盐含量高的饼干、面包等加工食品的摄入。

（3）控制高脂肪食物摄入。每日烹调用油量应控制在 20~30 g，不食用煎炸食物，限制摄入含饱和脂肪酸和胆固醇含量高的畜肉类食物及其制品。伴有血脂异常者，平均每日摄入的饱和脂肪酸供能占总能量的比例 ≤ 10%，胆固醇摄入量 < 300 mg。

（4）控制精制糖摄入。添加糖的每日摄入量 < 50 g，最好控制在 < 25 g。少喝、不喝含糖饮料，减少食用添加大量精制糖的甜点。伴有血糖异常者，应同时遵循糖尿病患者的膳食指导原则，特别注意选择血糖生成指数低的食物。

（5）限制饮酒。以酒精量计算，成人每日最大摄入酒精量建议：男性 < 25 g，女性 < 15 g。

（6）增加全谷物和杂豆类食物的摄入。全谷物指全麦、小米、玉米、燕麦、荞麦等。杂豆指大豆以外的红豆、绿豆、芸豆、花豆等。每日主食中应有 1/4~1/3 为全谷物。

（7）多吃蔬菜、水果。每天摄入蔬菜 300~500 g、水果 200~350 g，每餐食物中蔬菜重量应占到约 1/2。土豆、莲藕等蔬菜的碳水化合物含量高，能量也较高，食用时应相应减少主食量。水果的营养成分与蔬菜有差异，不能相互替代。首选新鲜应季水果，控制含糖量高的水果的摄入。

（8）鱼肉、畜禽肉和蛋类等动物性食物的摄入要适量。动物性食物富含优质蛋白，适量摄入对维持血压平稳有重要作用。平均每日摄入总量为120~200 g，分散在各餐中食用。优先选择鱼肉和禽肉类食物，少吃肥肉、烟熏和腌腊肉制品。食用鸡蛋时不应丢弃蛋黄。对于合并血脂异常或冠心病和脑血管疾病的患者，建议每周食用蛋黄 1~2 个。

（9）科学饮水：成年人每日饮水量应 ≥ 1.5 L，根据生理状况、环境温湿度、运动，以及摄入食物状况进行调整。提倡饮用白开水或淡茶水，鼓励少量多次饮水。

（10）补充矿物质，包括钾、钙、镁等微量元素。多摄入含钾丰富的食物，如蘑菇、香菇、莲子、玉兰片、海带、紫菜、干贝、菠菜、马铃薯、笋、黄豆、蚕豆等。补钙可使轻型高血压患者的血压降低，对治疗高血压有一定疗效。应多进食芝麻、黄豆、豆腐、芹菜、大头菜、海带、紫菜、乳类、虾类等含钙丰富的食物。镁盐通过舒张血管起到降压作用。镁盐含量较丰富的食物有速溶咖啡、可可粉、花生粉、芝麻、大豆粉、麦麸、麦芽、坚果、花生酱、酵母、香蕉、牛肉、鸡、玉米、鱼、海产品、羊肉和多数绿叶蔬菜。多摄入促进脂质代谢及有降压作用的食物，如海藻类、菌类、水果类等富含维生素和矿物质，有利于促进脂质代谢；此外，海蜇、海参、茭白、芹菜、山楂、醋、枸杞子、荸荠等对降压有一定的作用。

具体膳食标准见表 5-4。

2. 药食结合：辨证食疗 药食结合是中医药生活化的具体体现，在日常饮食中即能起到养生防病的作用。

根据现代药理研究，将具有降压作用并可药食同用的药物及食物分列如下：

药物有菊花、绿茶、决明子、青葙子、桑叶、荷叶、葛根、夏枯草、秦艽、青蒿、车前草（子）、泽泻、薏苡仁、火麻仁、郁李仁、大黄、天麻、石决明、槐花、黄精、枸杞子等。

蔬菜有芹菜、荠菜、茼蒿、胡萝卜、木耳、洋葱、紫菜、蘑菇、西红柿、海参、大蒜、香菇、海带等。

表 5-4　膳食标准

食物种类	膳食标准
脂肪	每天食物中胆固醇的摄入量控制在 300 mg 以内，少吃动物脂肪
谷薯类	每天摄入 250~400 g，粗细搭配，常吃杂粮，如小米、玉米、燕麦、红小豆、绿豆、菜豆等。避免过饱，少食甜食，晚餐宜少
蔬菜与水果	每天摄入量 ≥ 500 g，包括新鲜蔬菜 300~500 g（深色蔬菜应占摄入蔬菜总量的一半）、新鲜水果 200~350 g，不能用果汁代替
鱼类	每周摄入量 ≥ 300 g（300~525 g），建议采用煮、蒸等非油炸类烹饪方法
肉类	选择的顺序依次为鱼肉、鸡肉、鸭肉、牛肉、猪肉、羊肉。每天摄入畜禽类 40~75 g，红肉（如猪肉、牛肉、羊肉）摄入量不宜过多
蛋类	每周吃鸡蛋 3~6 个，同时注意每天胆固醇摄入不宜过多
大豆及坚果类	每天食用大豆 25 g（相当于南豆腐 125 g 或豆腐丝 50 g）。坚果类适量，每周 50~70 g
奶类及乳制品	每天喝液态奶 150~300 g（常见袋装牛奶为 180 mL；盒装为 250 mL）
茶	适量饮茶，每个月茶叶消耗量为 50~250 g，以绿茶为宜。不喝或少喝含糖饮料
盐	每天摄入钠盐 < 6 g（不超过啤酒瓶盖一平盖），烹饪时少放盐，少吃腌制食品及黄酱、腐乳等。心力衰竭患者应根据充血性心力衰竭的程度，给予不超过 3 g 盐的限钠膳食。若使用利尿剂者，则适当放宽
食用油	每天不超过 20 g（约 2 瓷勺），多选用菜籽油、玉米油、葵花籽油、豆油、亚麻籽油、茶油和橄榄油等，吃菜籽油时一定要热透油。无论哪种植物油都要选择无杂质、无污染的精炼植物油
水	足量饮水，少量多次，在温和气候、低水平活动条件下，男性每天饮水量约 1700 mL，女性每天饮水量约 1500 mL。慢性心力衰竭患者应限制饮水量

水果有柑橘、香蕉（皮）、山楂、苹果、荸荠等。

（1）不同证型的食药物质推荐：

1）肝火上炎证：菊花、决明子、槐花、槐米、金银花、桑叶、薄荷。

2）痰湿内阻证：山楂、薏苡仁、橘皮、藿香、茯苓、佛手、莱菔子、枳椇子、木瓜、橘红、紫苏子、草果。

3）瘀血内阻证：山楂、桃仁、余甘子、鲜白茅根、当归、姜黄。

4）阴虚阳亢证：菊花、决明子、葛根、牡蛎、枸杞子、鲜芦根、天麻。

5）肾精不足证：覆盆子、桑葚、莲子、肉桂、枸杞子、牡蛎、百合、黄精、黑芝麻。

6）气血两虚证：阿胶、龙眼肉、大枣、蜂蜜、山药、当归、灵芝、黄芪。

7）冲任失调证：枸杞子、覆盆子、桑葚、大枣、当归、阿胶、山药、肉桂。

（2）食疗方：

1）芹菜粥：食材为芹菜（连根）、粳米。将芹菜洗净，切段，粳米淘净。芹菜、粳米放入锅内，加清水适量，用武火煮沸后转用文火炖至米烂成粥，再加少许盐和味精，搅匀即成。适用于高血压肝阳上亢者。

2）菊花粥：食材为菊花末、粳米。菊花择去蒂，上笼蒸后，取出晒干或阴干，然后磨成细末，备用。粳米淘净放入锅内，加清水适量，用武火烧沸后，转用文火煮至半成熟，再加菊花细末，继续用文火煮至米烂成粥。晚餐食用。适用于高血压阴虚阳亢患者。

3）绿豆海带粥：食材为绿豆、海带、大米。将海带切碎与绿豆、大米同煮成粥。可长期当晚餐食用。

4）荷叶粥：食材为新鲜荷叶、粳米，冰糖少许。将鲜荷叶洗净煎汤，再用荷叶汤同粳米、冰糖煮粥。早晚餐温热食。适用于高血压、高脂血症患者。

5）罗布麻五味茶：食材为罗布麻叶、五味子，冰糖适量。开水冲泡代茶饮。常饮此茶可降压，改善高血压症状，适用于高血压阴虚阳亢患者。

6）何首乌大枣粥：食材为何首乌、粳米、大枣、冰糖。何首乌加水煎浓汁，去渣后加粳米、大枣、冰糖适量，同煮为粥，早晚食之，有补肝肾、益精血、乌发、降血压之功效。

7）荸荠300 g，海蜇皮100 g，洗净，加水煎至200 mL，去渣备用。每次空腹服100 mL，每日2次。具有清热化痰之功效。

8）荸荠、海蜇（浸泡去盐）各50~100 g，煎汤。分2~3次饮下，每日2次。此即清代名医王士雄的"雪羹汤"，有清热化痰、消积软坚及降低血压之效，可用于治疗痰热咳嗽、淋巴结核和原发性高血压等病症。

9）鲜菠菜120 g，粳米100 g，加适量水煮粥服用。可用于治疗高血压，或体弱者、大便秘结者。

10）菠菜500 g，羊肝200 g，谷精草30 g，加水炖煮，吃肝饮汤，每日1次。

11）冬瓜草鱼汤：冬瓜250~500 g，草鱼200~250 g。将冬瓜去皮之后切成片备用，草鱼去鳞及内脏后洗净，放入素油锅内煎至金黄色，再与冬瓜一起放入砂锅中，加清水适量，煲3~4 h，再加盐、味精各少许调味后服用。

12）冬瓜100 g，海带30 g，薏米10 g，共煮成汤，白糖调味，每日1次，连服4~5 d。

13）淀粉粥：鲜葛根150 g，沙参、白芍各30 g，共经水磨后澄取淀粉，晒干备用。每次用淀粉30 g，粳米60 g，煮粥食，每日1次。

14）葛根粉粥：葛根粉15 g与粳米100 g同煮成粥食用。能清热生津，止渴止泻，适用于高血压烦躁口渴者。

15）新鲜荷叶1张，粳米100 g，冰糖少许。将鲜荷叶洗净煎汤，再用荷叶汤同粳米、冰糖煮粥。早晚餐温热食。

16）荷叶粥：鲜荷叶1张，粳米100 g，白糖适量。先将荷叶洗净煎汤，将汤与粳米同煮成粥，调入白糖。每日1次。可清热生津止渴。有降压、调脂、减肥的功效，适用于高血压、高血脂、肥胖患者。

17）海带决明饮：海带20 g，决明子15 g。用适量水煎煮，食海带饮汤。可消痰散结利水，清肝明目润肠。本品具有降压、降脂的作用，适用于肝阳上亢伴高脂血症的高血压患者。

18）海带玉米须汤：海带、玉米须。海带30 g洗净后切成细丝，玉米须略冲洗后，与海带丝一同放入砂锅中，加适量水煮成汤食之。

19）梅花粥：白梅花 5 g，白菊花 6 g，粳米 50~100 g。取粳米煮成粥，将白梅花、白菊花洗净，待粥将熟时加入两种花稍煮即可。

20）山楂粥：山楂 30~40 g、粳米 100 g、砂糖 10 g。先将山楂入砂锅煎取浓汁，去渣，然后加入粳米、砂糖煮粥。可在两餐之间当点心服食，不宜空腹食，以 7~10 d 为一个疗程。具有健脾胃，消食积，散瘀血之功效。适用于高血压、冠心病、心绞痛、高脂血症，以及食积停滞、腹痛、腹泻、小儿乳食不消等。

21）山楂 12 g，切片，每日沸水泡，代茶饮，长期饮用。

22）山楂 15 g，鲜荷叶 50 g，煎水代茶常饮。治疗高血压、肝火头痛、暑热口渴等病症。

23）茼蒿蛋白汤：鲜茼蒿 250 g 洗净，煮汤，熟时加入三个鸡蛋的蛋白，用油盐调味后食用。有养心、润肺、化痰、消水谷的作用，适用于高血压引起的头昏脑涨、热咳痰浓、睡眠不宁、饮食积滞等病症。

24）夏枯草煲猪肉：夏枯草 20 g，瘦猪肉 50 g。将猪肉洗净切片与夏枯草一起，文火煲汤。每次饮汤约 250 mL，每日 2 次。有清肝泻火明目之功效。适用于肝火上炎、痰火郁结所致的头痛、眩晕等。

25）玉米须、香蕉皮各 30 g，黄栀子 10 g，水煎后冷饮，治疗高血压、鼻出血、吐血等病症。

3. DASH 饮食　DASH 是"终止高血压膳食疗法"的英文缩写，DASH 饮食又称为得舒饮食、降血压饮食，其作为非药物治疗高血压的方法越来越受到重视。

（1）蔬菜：每天 4~5 份，每份 100 g，做熟约为 1 拳头的量。这和我们国家的《中国居民膳食指南》中建议的蔬菜摄入量 300~500 g/d 差不多，建议一半以上为深色蔬菜，并且多选择含钾和镁较高的蔬菜。

钾含量较高的蔬菜：芹菜、菠菜、甜菜叶、胡萝卜缨（红）、毛豆、羽衣甘蓝、竹笋、苦苣菜、芥蓝、鲜豌豆等。

镁含量较高的蔬菜：绿苋菜、上海青、甜菜叶、苦苣菜、红薯叶、芹菜叶、羽衣甘蓝、空心菜、茴香、鲜豌豆、奶白菜、芥蓝、秋葵等。

（2）水果：每天 4~5 份，1 个中等大小的苹果约为 1 份，大约每天

400 g 水果。

钾含量高的水果：芭蕉、香蕉、番石榴、杏、油桃等。

镁含量高的水果：酸枣、芦柑、香蕉、牛油果、小叶橘、火龙果等。

（3）奶制品：低脂奶或脱脂奶 2 份，1 份约 236 mL。奶及奶制品300~500 g/d。

（4）蛋白质类：肉类和豆制品。2 份或更少份的肉类，每份 50 g，少吃红肉，如猪肉、牛肉、羊肉；多选白肉，如鸡、鸭肉和鱼虾，禽肉去皮。

豆制品：每天吃 25 g 大豆对应的豆制品，按照蛋白质换算，相当于 72 g北豆腐、125 g 南豆腐、50 g 豆腐丝、55 g 豆腐干，可灵活调整。

（5）谷薯类：推荐每天 6~8 份谷薯类食物，其中至少 2/3 的全谷类食物。

钾含量高的谷薯类：青稞、荞麦、藜麦、玉米、小米、高粱米、黑米、红米、红薯等。

镁含量高的谷薯类：荞麦、大麦、黑米、藜麦、高粱米、糙米、大黄米、小米、黑大麦等。

（6）坚果：每天 1 份或每周 3~5 份，1 份约 10 g。在增加了坚果的摄入量的同时，减少烹调油的食用量。

多吃 10 g 坚果，可以对应减少 10 g 烹调油，如果吃的是脂肪含量较高的坚果，可以对应减少 15~20 g 烹调油。

钾和镁含量均较高的坚果：榛子、松子、开心果、熟腰果、花生、葵花籽、碧根果、核桃等。

（7）烹调油：每天 2~3 份即可，1 份约为 10 g。建议多选择 ω-3 系列的烹调油，炒菜可选择橄榄油、菜籽油、玉米油，凉拌或做汤可选择亚麻籽油、紫苏子油。

（8）盐和糖：盐每天在控制在 6 g 以内，糖最好不吃，如果实在要吃，应不超过总能量的 5%。

4. 辣膳食模式　营养特点：辣椒富含维生素 C，也含有较高的维生素 B、β-胡萝卜素，以及钙、铁等矿物质，其活性成分为辣椒素。国内外研究均发现，辣膳食有助于增加盐味觉，减少摄盐量，降低血压，降低心血管病和全因死亡风险。

　　我国队列研究发现，与不常吃辣食者（每周＜1 d）相比，常吃辣食者（每周6~7 d）的全因死亡风险和缺血性心脏病风险分别降低14%和22%。也就是说食用辣椒的频率越高，患这些疾病的风险越低。但是，需要提醒大家的是，用单一的办法去解决复杂问题，显然是不理性的。食用辣食虽然对心脑血管疾病可以起到一定的保护作用，但不能解决所有问题，需要在生活上采取综合措施，才能有效预防疾病的发生。

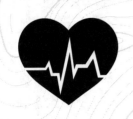

第六章

辨证循证药物疗法

中西医结合通过"研究、比较、吸收、创建"，将宏观与微观相结合、辨证与辨病相结合、中西药有机结合，在临床许多方面取得了单用中医和西医难以取得的疗效。

一、辨证循证药物疗法的作用

治疗高血压病的中西药很多，临床常用的就有数十种之多，但应用有一定的规范，不可滥用。遵循中医辨证和西医指南，将中西医有机结合，在控制血压、保护心脑肾、延缓并发症、提高生活质量等方面可有显著疗效。

二、方案纲要

专业医师根据高血压患者的具体情况个体化用药，中西药有机结合，制订最佳药物治疗方案。

三、专业疗法

1. 循证治疗方案　降压药物尽量选用证据明确、可改善预后的五大类降压药物，即 ACEI、ARB、β 受体阻滞剂、CCB 和利尿剂。

A：ACEI、 ARB 和 ARNI。

ACEI 俗称普利类降压药，代表药有洛汀新（贝那普利）、蒙诺（福辛普利），其他还有卡托普利、依那普利、赖诺普利、雷米普利、培哚普利等。此类药主要通过抑制血管紧张素 Ⅱ 的生成来降压。优势为：降低尿蛋白，延缓肾损害（保肾），是肾脏病和糖尿病的首选药物，不影响性功能；对血尿酸、血脂、血糖的代谢有益处。劣势为：干咳，一些人常常因为干咳而停药；血钾升高，血肌酐升高，对胎儿有影响。禁用于孕妇和双侧肾动脉狭窄患者。

ARB 俗称沙坦类降压药，代表药有缬沙坦、坎地沙坦、厄贝沙坦、替米沙坦、氯沙坦等。此类药主要通过阻断血管紧张素 Ⅱ 的作用来降压。优势为：具有普利类降压药的所有优势，但没有干咳的副作用。劣势为：与普利类降压药相似。

普利类和沙坦类降压药的降压作用明确，尤其适用于心力衰竭、心肌梗死、糖尿病、慢性肾脏疾病患者，有充足证据证明它们可改善预后。用于蛋白尿患者，可降低尿蛋白，具有肾脏保护作用，但双侧肾动脉狭窄、肌酐（Cr）≥ 3 mg/dL

（265 μmol/L）的严重肾功能不全及高血钾的患者禁用。妊娠或计划妊娠患者禁用。ACEI 类药物易引起干咳，若无法耐受，可换用 ARB 类药物。两类药物均有引起血管神经性水肿的可能，但少见。

沙库巴曲缬沙坦钠是通过化学键形成的共晶体药物。它不是两种药物的物理性混合，而是沙库巴曲和缬沙坦通过 1 ：1 摩尔比合成的高级共晶体。共晶体在提高药物稳定性、生物利用度的同时，也保证了两种药物成分的药代动力学行为整齐划一，能够同时发挥作用，既作用于肾素 – 血管紧张素 – 醛固酮系统（RAAS），又作用于利尿钠肽系统（NP），通过增强利尿钠肽系统的血压调节作用，同时抑制肾素 – 血管紧张素 – 醛固酮系统，而实现多途径协同降压效果。

B：β 受体阻滞剂。代表药物有第二代美托洛尔、比索洛尔和第三代的阿罗洛尔等。此类药物主要通过减慢心率和减弱心肌收缩力来降压，第三代还有血管扩张作用。优势为：减慢心率，减少心肌耗氧量，治疗心律失常，可降低心力衰竭的总体死亡率。对以舒张压（低压）高为主的高血压，对焦虑症引起的高血压，以及精神因素占主导的高血压有较好的效果。劣势为：心动过缓和房室传导阻滞。β 受体阻滞剂尤其适用于心率偏快的患者，用于合并心肌梗死或心力衰竭的患者，可改善预后；用于冠心病、劳力性心绞痛患者，可减轻心绞痛症状。但注意心力衰竭急性期（气短、端坐呼吸、不能平卧）不适合应用，应待病情平稳后应用。心肌梗死或心力衰竭急性期不建议在基层首用 β 受体阻滞剂。以 β 受体阻滞作用为主的 α 和 β 受体阻滞剂，如卡维地洛、阿罗洛尔、拉贝洛尔等，也适用于上述人群。β 受体阻滞剂可降低心率，禁用于严重心动过缓患者，如心率 < 55 次 /min、病态窦房结综合征、二度或三度房室传导阻滞。哮喘患者禁用。大剂量应用时对糖脂代谢可能有影响，心脏高选择性 β 受体阻滞剂对糖脂代谢影响不大。

C：CCB（钙拮抗剂）。俗称地平类降压药，代表药有第二代的硝苯地平控释片、非洛地平缓释片，第三代的氨氯地平等。此类药主要通过阻断钙离子通道，直接扩张血管，降低心肌氧耗量而降压。优势为：降压作用强、安全，可用于所有的病例，慢性肾衰竭也可以使用，而且在降压的同时有心脑等重要脏器的保护作用。劣势为：面色潮红，头痛，脚踝部水肿，牙龈增生，体位性低血压等。此类药物降压作用强，耐受性较好，无绝对禁忌证，适用范围相对广，老年性单纯性收缩期高血压等更适用。最常见的不良反应是头痛、踝部水肿等。

D：利尿剂。代表药物有氢氯噻嗪和噻嗪样利尿剂吲达帕胺。此类药物主要通过排钠来降压。优势为：作用较缓，降压平稳，对高血压合并水肿、心力衰竭患者疗效更满意。劣势为：降压作用较弱，长期使用有低血钾的风险，影响血糖、血脂、血尿酸的代谢，容易诱发痛风。噻嗪类利尿剂较为常用。尤其适用于老年人、单纯性收缩期高血压及合并心力衰竭的患者。噻嗪类利尿剂的主要副作用是低钾血症，且随着利尿剂使用剂量增加，低钾血症发生率也相应增加，因此建议小剂量使用，如氢氯噻嗪 12.5 mg，每日 1 次。

对于低危的 1 级高血压、高龄（≥ 80 岁）或身体虚弱患者，可单药治疗。若不符合上述单药治疗条件，可按照下列步骤选择降压治疗方案：①两种药物小剂量联合治疗（最大推荐剂量的 1/2），优选 A+C；②两种药物全剂量联合治疗；③三药联合治疗，优选 A+C+D；④三药联合＋螺内酯或其他药物。对于合并特定适应证，如心力衰竭、心绞痛、心肌梗死、心房颤动等，任何治疗步骤均应考虑使用 β 受体阻滞剂。

高血压合并冠心病的一线治疗推荐使用 A 或 B ± C。高血压合并脑卒中的一线治疗推荐使用 A、C 和 D。高血压合并心力衰竭的一线治疗推荐使用 A、B 和盐皮质激素，若血压控制不佳，可使用 C；ARNI 可替代 RAAS 阻滞剂用于射血分数减低的心力衰竭合并高血压患者的治疗。高血压合并慢性肾疾病一线推荐 B，可以使用 C、袢利尿剂。

2. 中药辨证治疗

（1）肝阳上亢证。

证候：眩晕，耳鸣，头痛，头胀，劳累及情绪激动后加重，颜面潮红，甚则面红如醉，脑中烘热，肢麻震颤，目赤，口苦，失眠多梦，急躁易怒；舌红，苔薄黄，脉弦数，或寸脉独旺，或脉弦长，直过寸口。

治法：平肝潜阳、补益肝肾。

方药：天麻钩藤饮。因天麻钩藤饮方中夜交藤有肝毒性，建议小剂量运用。其他平肝潜阳、清肝泻火方剂还包括镇肝熄风汤、建瓴汤、龙胆泻肝汤。中成药可选用天麻钩藤颗粒、清肝降压胶囊、松龄血脉康胶囊。

（2）痰饮内停证。

证候：眩晕，头痛，头重如裹，昏昏沉沉，视物旋转，经常胸闷心悸，胃脘痞闷，恶心呕吐，食少，多寐，下肢酸软无力，下肢轻度水肿，按之凹陷，小便不利，大便或溏或秘；舌淡，苔白腻，脉濡滑。

治法：化痰熄风，健脾祛湿。

方药：《医学心悟》半夏白术天麻汤。中成药可选用半夏天麻丸。

（3）肾阴亏虚证。

证候：眩晕，视力减退，两目干涩，健忘，口干，耳鸣，神疲乏力，五心烦热，盗汗，失眠，腰膝酸软无力，遗精；舌质红，少苔，脉细数。

治法：滋补肝肾，养阴填精。

方药：六味地黄丸。中成药可选用六味地黄丸、杞菊地黄丸、金匮肾气丸。

若症见头痛，痛如针刺，痛处固定，口干，唇色紫暗，舌质紫黯，有瘀点，舌下脉络曲张，脉涩等瘀血内停证，方选血府逐瘀汤、养血清脑颗粒、银杏叶片。

3. 辨证循证方案

（1）辨病与辨证相结合。对高血压首先辨病，进行分期、分级，然后再在此基础上进行中医辨证分型、辨证施治，辨病与辨证相结合。对于临床无证可辨者，借助微观辨证指标达到治疗效果。

（2）宏观与微观辨证相结合。高血压常伴有高脂血症、高黏血症，它们在高血压的发病、心脑血管并发症的发生中有促进作用。血液流变学异常和微循环障碍、血管内皮细胞损伤、血小板功能异常、红细胞变形力减弱是高血压血瘀证的病理基础，为治疗提供了理论依据。

（3）多途径、多方位的降压。中医药有调平承制的作用，通过望、闻、问、切，辨识症状、体质，根据四时、地域、气候的不同，个体化调节情志、饮食及症状，使之达到阴平阳秘、气血平和的健康平衡状态，从而提高生活质量。许多中药同时具有降压、降糖、调脂等多靶点的作用。降压的同时活血化瘀，可以调节内皮细胞功能，干预动脉硬化进程。如三七、丹参、牛膝、红花、川芎、红景天等有抗炎、抗氧化、抗凝、抑制血小板活化，以及促进血管内皮自身修复的作用。阻断中枢神经作用的药物有钩藤、桑寄生、淫羊藿等；阻滞 α、 β 受体作用的药物有莲子心、首乌藤、泽泻、黄精、葛根、淫羊藿、蝉蜕等；钙拮抗剂样作用的药物有粉防己、前胡、川芎等；血管紧张素转换酶抑制剂样作用的药物有黄精、白果、地龙等；血管紧张素抑制剂样作用的药物有黄芪、首乌、白芍、泽泻等；有利尿作用的药物有泽泻、茯苓、猪苓、车前子等。高血压是一种心血管综合征，无论是中医还是西医，降低血压、改善血管损伤、保护靶器官、减少并发症都非常重要。中药通过整体调节，使阴阳平衡，不仅可以改善神经内分泌紊乱，还可以调节昼夜节律、改善动脉弹性。高血压早期常见肝阳上亢症、肝火上炎症，中后期阶段常见的是痰瘀互结证、阴阳两虚证，后者与心脑血管事件的发生关系密切。

（4）中药理论与中药药理、毒理相结合。在中医辨证、西医辨病治疗高血压及合并症时，应尽量选用既对证又降压的中药，少用只对证不降压的中药，高血压患者需要长期服药，所选药物更应安全有效，禁用有毒副作用的中药，如青木香、广防己。

四、家庭疗法

在家中需要根据医师提供的用药方案，按时按量服药，避免以下错误。

错误1：难受了才吃药

有些患者把降压药当成止疼药、止咳药来使用，当出现头晕、头痛症状时才吃药，其实这种做法是很危险的。很多高血压患者本身没有明显不适的症状，但高血压对健康的威胁并不会因此而消除，一旦被确诊为高血压，即使没有症状也要吃药。

错误2：跟风吃药

有的患者会"道听途说"，听说某降压药好，就自己去买来吃，结果引起其他疾病发作。选什么药、怎么吃都需要医师具体指导，自己不能够擅自做主。

错误3：频繁换药

有一些患者不按照医师的指导用药，而是自作主张地换来换去，结果导致血压波动，血压长期得不到有效的控制。

错误4：过度担心副作用

有患者看到降压药说明书上的副作用就特别担心，因此很排斥吃降压药，或改服其他所谓"没有副作用"的药物。其实，副作用只是对一些特殊患者或特殊情况做出的提示，并不是说会出现在每个人身上。

错误5：单纯依赖降压药

高血压实际上是由多种因素造成的，治疗高血压除了应选择适当的药物外，还要注意饮食中减少盐的摄入，避免紧张和情绪激动的情况，适当参加文体活动，积极减轻体重等。

错误6：只服药而不测血压

要想知道降压药有没有效果、药量是否合适，不仅要观察症状是否减轻，更重要的是每天坚持测量血压。高血压患者每天至少要测量一次血压，而每天早晨起床后测量会比较准确。

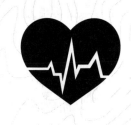

第七章

情志疗法

高血压的发病除了与遗传因素、摄盐过多、形体肥胖、吸烟饮酒、嗜食肥甘等密切相关，情志因素的影响对高血压的产生、发展也至关重要。情志调养在高血压患者的治疗过程中有重要意义。

一、情志疗法的作用

长期精神紧张、焦虑、抑郁状态会增加高血压的患病风险。研究表明，61.8% 的高血压患者有焦虑情绪反应，63.7% 的高血压患者有抑郁情绪反应；高血压分级越高，其患心理疾病的概率就越高，两者之间形成互为因果、相互作用的恶性循环。焦虑、抑郁状态可增加高血压的患病风险，而高血压患者更容易出现焦虑、抑郁症状。对高血压患者，尤其是发病早期进行心理行为干预可明显降低血压水平。

二、方案纲要

目前针对高血压患者的心理干预较为常用的方法包括行为疗法、认知疗法和放松训练等。中医特色情志疗法有中医情志制约法（五脏情志制约法、阴阳情志制约法）、中医外治疗法、药物疗法。在医院，医师会根据患者病情和焦虑、抑郁量表评分，选择个体化的情志疗法。

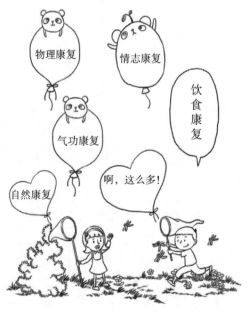

家庭疗法有：①理喻法；②疏泄释放法；③改变认知法；④意识控制法；⑤精神转移法；⑥精神升华法；⑦动静结合运动疗法；⑧穴位按摩疗法。

三、专业疗法

目前针对心脏病患者的心理干预较为常用的方法包括行为疗法、认知疗法和放松训练等。心理调节方法有：①说理疏导法；②暗示疗法；③认知疗法；④松弛疗法；⑤音乐疗法；⑥疏泄疗法；⑦移情疗法；⑧系统脱敏法；⑨爆破疗法；⑩厌恶疗法。其他还有行为矫正法、行为塑造法、生物反馈疗法、气功疗法、药物疗法等。心血管医师会根据患者的精神心理状态，通过一对一的方式或小组干预对患者实施心理疗法。干预原则应以预防为主，应常规对高血压易患人群进行心理健康知识宣教，促进健康的生活方式与行为，增强心理健康意识。有抑郁和焦虑症状者，应进行专业心理咨询和心理治疗。

心理健康教育包括心理健康知识宣教、健康行为养成和积极应对方式培养等。养成良好的生活方式，做到工作有张有弛，生活规律、有节奏。合理饮食，戒烟限酒，充足睡眠，适度运动等。增强心理健康意识，学会调控情绪及进行合理、安全的宣泄，增强个体心理耐受及抗挫折能力。学习和掌握适宜的减压与放松技巧。具体建议：

运动锻炼：根据自身情况，循序渐进，从事有益身心健康的规律性有氧运动。

艺术减压法：主动参加和学习音乐、绘画等艺术活动，可有效缓解心理压力。

渐进性肌肉放松训练：从头到脚依次体验身体各部分肌肉紧张和松弛的感觉差异，循序渐进地进行全身放松，直至能自如地放松全身肌肉，达到全身心放松的效果。

必要时求助心理医生进行心理治疗。具体疗法有：

支持疗法：提供心理支持，对个体当前的问题给予指导、鼓励和安慰，以消除心理问题和情绪困扰。

认知疗法：心理应激事件对个体的影响很大程度上取决于个体对事件的认

知，通过改变个人认知过程及认知观念可改变不良情绪和行为。

行为矫正疗法：首先应提高个体对疾病的原因、结果和治疗的认识，继而通过训练帮助个体学会用健康行为代替不健康行为，并对健康行为不断奖励、强化。

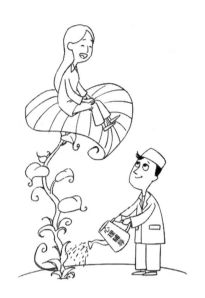

生物反馈疗法：应用电子技术将人的肌电、皮温、血压、心率、脑电等体内不随意生理活动转变为视听信号，通过学习和训练使患者对体内非随意生理活动进行自我调节控制，改变异常活动，治疗疾病。

四、中医特色情志疗法

1. 中医情志制约法   情志制约法具体可分为"五脏情志制约法"和"阴阳情志制约法"。

（1）五脏情志制约法。情志分属五脏，而五脏情志之间又存在着用五行制胜的原理来进行情志制约。

常用的五脏情志制约法有恐疗、怒疗、喜疗、思疗、悲疗。

恐疗又叫惊恐疗法，适用于兴奋、狂躁的病症。

怒疗适用于长期思虑不解、气结成疾或情绪异常低沉的病症。

喜疗对于因神伤而表现为抑郁、低沉的种种病症，皆可使用。

由恐惧引起的疾病可用思疗来解除其恐惧紧张的心理状态，从而使疾病消除，恢复健康。

悲疗适于患者自觉以痛苦为快的病症。

（2）阴阳情志制约法。根据情志活动两极性的特点，将其按阴阳属性大致划分为肯定和否定、积极和消极等相互对立的两类，如怒与恐、喜与悲、惊与思、怒与思、喜与怒等，通过对立调节控制，使因七情太过而致失调的气机复归于平和。

2. 中医外治疗法   包括针灸、推拿、中医导引疗法等。针灸以解郁安神为治则，常选内关、膻中、心俞、百会、神门、三阴交为主穴，针灸推拿疗法也可选择神门、交感、心、内分泌等进行耳穴疗法。中医传统导引技术见第四章。

3. 药物疗法 通过合理应用抗焦虑及抗抑郁药物干预治疗，可以使冠心病患者的抑郁、焦虑症状，以及胸痛、心力衰竭、心律失常等心血管症状均明显好转，心血管事件的再发率明显降低。常用药物有氟西汀、帕罗西汀、舍曲林、西酞普兰、氟哌噻吨美利曲辛、文拉法辛、度洛西汀、米氮平等。可辨证使用中药治疗。

医师会根据病情和量表评分，选择个体化的情志疗法。

五、家庭疗法

高血压患者本人或其家属可通过以下方法调畅情志，降压。

1. 理喻法 即用理智战胜情绪上的困扰。在评价自己时，既要看到自己的优势，也要看到自己的不足；期望值不要定得太高，要正视现实。理想与现实之间的距离不要拉得太大，调整一下自己的目标，就能从困境中得到解脱。

2. 疏泄释放法 把不平的、委屈的、义愤的事情坦诚地说出来，以求得亲朋好友的劝慰和帮助，这样可以使不快的情绪减轻。此外，也可以在能理解、体谅自己的人面前痛哭一场或大叫一通，将内心的悲哀与愤怒发泄出来。总之，不要把恶劣情绪憋在心底。

3. 改变认知法 改变错误的认知方法，不要把问题看得太复杂、太悲观。

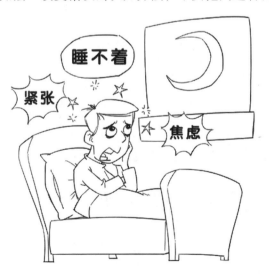

遇到困难、挫折时，学会两分法看问题或换位思考问题，也要学会多方面看问题，以减少自己的固执思维。此外，加强自身修养，培养广泛的兴趣和爱好，同时向他人学习处理应激事件的各种方法，克服自我的暗示性或他人的感染性，增强对困难和挫折的应对能力。

4. 意识控制法　即以自己的道德修养和意志抵御负性情绪的产生。在面临不幸时，不逃避、不埋怨，锻炼耐受性，要树立信心以面对现实，用顺其自然的生活态度看待问题，坚信前景是美好的。

5. 穴位按摩疗法　选择内关、神门等穴位，每次 10 min，每日 2 次。

在医院，专业医师根据患者病情和患者健康问卷（PHQ-9）、广泛性焦虑量表（GAD-7）提供情志处方（表 7-1）。

表 7-1　情志处方

姓名_____　　性别_____　　　年龄_____
诊断_____　　PHQ-9 评分_____　　GAD-7 评分_____

疗法	时间	备注
□五脏情志制约法		
□怒疗□思疗□恐疗		
□喜疗□悲疗		
□阴阳情志制约法		
□药物疗法		
□理喻法		
□疏泄释放法		
□改变认知法		
□意识控制法		
□精神转移法		
□精神升华法		
□动静结合运动疗法		
□穴位按摩疗法		

医师
日期____年____月____日

6. 精神转移法　负性情绪可以在人的大脑中形成一个强烈的兴奋灶，此时可以用新的刺激在大脑皮质建立另一个兴奋灶，以削弱或抑制原有的兴奋灶。如在心境不佳时，进行适量的体育锻炼，听些令人愉快的音乐，释放紧张的情绪，使身心舒畅、精神焕发。

7. 精神升华法　把负性情绪转变到有自我价值的行动中来，积极投入学习、工作和生活中去，勤奋学习，努力工作，即产生化悲痛为力量、化愤怒为动力的行动。

8. 动静结合运动疗法　根据前述运动处方进行康复运动。

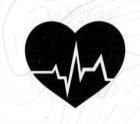

第八章 中医五音疗法

中医五音疗法是针对病症发生的脏腑、经络结合阴阳五行之间的相生相克关系，选择相应的音乐对患者进行治疗。一般用来治疗由于社会心理因素所致的身心疾病，对高血压患者具有辅助降压作用。

一、中医五音疗法的作用

音乐能养生、治病，已被中外许多学者公认，尤其是中国古典音乐，它的曲调温柔，音色平和，旋律优美动听，能使人忘却烦恼，从而开阔胸襟，促进身心健康。

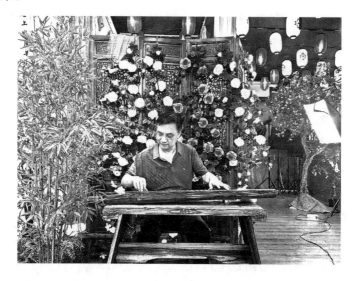

在两千多年前，中医的经典著作《黄帝内经》就提出了"五音疗疾"的观点。中医认为，五音，即角、徵、宫、商、羽，对应五行木、火、土、金、水，并与人的五脏和五种情志相连。

（1）角调式乐曲，朝气蓬勃、生机盎然，具有"木"之特性，可入肝。

（2）徵调式乐曲，热烈欢快、活泼轻松，具有"火"之特性，可入心。

（3）宫调式乐曲，悠扬沉静、淳厚庄重，又如"土"般宽厚结实，可入脾。

（4）商调式乐曲，高亢悲壮、铿锵雄伟，具有"金"之特性，可入肺。

（5）羽调式乐曲，凄切哀怨，苍凉柔润，如行云流水，具有"水"之特性，可入肾。

中医的"五音疗疾"就是根据 5 种调式音乐的特性与五脏、五行的关系来选择曲目，以调和情志，调理脏腑，平衡阴阳，达到维持机体气机动态平衡、维护人体健康的目的。

二、方案纲要

对于肝气郁结、怒伤肝等肝胆疾病应该选择角调式曲目，如《草木青青》《江南好》；心气不足选用徵调式曲目，如《喜相逢》《百鸟朝凤》；思伤脾致脾气虚、脾胃不和者可选宫调式曲目，如《秋湖月夜》《花好月圆》；忧伤肺所致肺气虚、肺失宣降所致咳喘，可选商调式曲目，如《阳关三叠》《黄河大合唱》；肾气虚、肾不纳气所致的咳喘，可选择羽调式曲目，如《昭君怨》《塞上曲》等。

三、专业疗法

1. 单纯音乐疗法　单纯通过听音乐达到治疗目的。

2. 音乐电极疗法　患者接受音乐治疗的同时，还接受电流治疗，将声频转化为电频，电流与音乐是同步的。

3. 音乐电针疗法　音乐疗法与针刺疗法相结合同时进行。

（1）浮躁在五行中属"火"，浮躁的人做事爽快，爱夸夸其谈，争强好胜。在情绪平和时，应引导其积极的一面，听些徵调式音乐，如《步步高》《狂欢》《解放军进行曲》《卡门序曲》等，这类乐曲激昂欢快，符合这些人的性格，能使人奋进向上。在情绪浮躁时，则应用水来克制，听些羽调式音乐，如《梁祝》《二泉映月》《汉宫秋月》等，缓和、克制浮躁情绪。

（2）压抑在五行中属"土"，情绪压抑的人多思多虑、多愁善感。平时应多听宫调式乐曲，如《春江花月夜》《月儿高》《月光奏鸣曲》等，这些曲目悠扬沉静，能抒发情感。当遇到挫折，极度痛苦压抑时，应听角调式音乐，如《春之声圆舞曲》《蓝色多瑙河》《江南丝竹乐》，此类乐曲生机蓬勃，能以肝木的蓬勃朝气制约脾土的极度压抑，使其从抑郁中解脱出来。

（3）悲哀在五行中属"金"，悲痛时，应听商调式乐曲，如《第三交响曲》《嘎达梅林》《悲怆》等，能发泄心头郁闷，摆脱悲痛，振奋精神。对于久哭不止、极度悲伤的患者，应听徵调式音乐，如《春节序曲》《溜冰圆舞曲》《闲聊波尔卡》等，其旋律轻松、愉快、活泼，能补心平肺，帮助患者摆脱悲伤与痛苦。

（4）愤怒在五行中属"木"，愤怒生气时，应多听角调式乐曲，疏肝理气，如《春风得意》《江南好》等。在愤怒至极，大动肝火时，应听商调式乐曲，如《自新大陆》《威风堂堂》等，以佐金平木，用肺金的肃降制约肝火的上亢。

（5）绝望在五行中属"水"，这些人多因遇到大的挫折及精神创伤而对生活失去信心，故必须以欢快、明朗的徵调式乐曲，如《轻骑兵进行曲》《喜洋洋》，以及中国的吹打乐等，补火制水，重新唤起其对美好未来的希望。

音乐治疗每日 2~3 次，每次以 30 min 左右为宜。最好戴耳机，免受外界干扰。治疗中不能总重复一首乐曲，以免久听生厌。治疗的音量应适度，一般以 70 dB 以下疗效较佳。

四、家庭疗法

音乐治疗包括两大体系，一是主动治疗，即亲身弹奏乐器和吟唱。即使不懂乐理，只要按照一定的节奏敲打器物，同样可以起到主动治疗的作用。另一个是被动治疗，即音乐欣赏。但并非所有音乐都能产生音乐治疗的作用，首先选取的音乐整体风格应该是舒缓的，音乐的情节性不能太强；其次是要保证一首乐曲的时间足够长，大概有 20 min。选择乐曲或者表演方式应该根据民族、区域、文化、兴趣、爱好、性格特点，排除各种干扰，使身心沉浸在乐曲的意境之中。控制音量，一般在 40~60 dB 即可，用于安神的音乐音量可更低些。

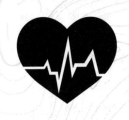

第九章

穴位贴敷疗法

穴位贴敷疗法以中医经络学为理论依据，把药物研成细末，用水、醋、酒、蛋清、蜂蜜、植物油、清凉油、药液等调成糊状，或用呈凝固状的油脂（如凡士林等）、黄醋、米饭、枣泥制成软膏、丸剂或饼剂，或将中药汤剂熬成膏，或将药末撒于膏药上，再直接贴敷穴位、患处（阿是穴），用来治疗高血压的一种无创穴位疗法。

一、穴位贴敷的作用

穴位贴敷疗法主要是运用中药通过体表皮肤、黏膜等的吸收、局部刺激、信息调节等发挥作用。它是中医治疗学的重要组成部分。在科技日新月异发展的今天，许多边缘学科及交叉学科的出现，为穴位贴敷疗法等中药外治方法注入了新的活力。一方面利用声、光、电、磁等原理，研制出不少以促进药物吸收为主，且使用方便的器具；另一方面改进中西药促渗剂，并利用纳米技术、细胞破壁技术，使贴敷中药的吸收率越来越高。

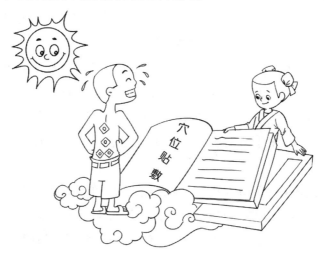

二、方案纲要

用75%乙醇或0.5%~1%碘伏棉球或棉签在穴位部位消毒，应用贴法、敷法、熨帖等进行贴敷。

三、专业疗法

1. 常用药物选择 临床有效的方剂，都可以熬膏或者研末作为穴位贴敷用药来防治相应疾病。但与内服药物相比，穴位贴敷用药还有以下特点：①通经走窜、开窍活络类药物，如冰片、麝香、丁香、薄荷、细辛、白芷等。②刺激类药物，如白芥子、斑蝥、毛茛、蒜泥、生姜、甘遂等。③气味俱厚类药物，如生半夏、附子、川乌、草乌、巴豆、生南星等。

2. 赋形剂的选择　现代穴位贴敷中主要常用赋形剂为水、盐水、白酒或黄酒、醋、生姜汁、蒜泥、蜂蜜、鸡蛋清、凡士林等。此外，还可针对病情应用药物的浸剂作赋形剂。透皮剂是近年来新兴的一种制剂，可增加皮肤通透性，促进药物透皮吸收，增强贴敷药物的作用。目前临床常用的透皮剂氮酮为无色至微黄透明油状液体，性质稳定，无毒、无味、无刺激性，且促透效率相当高，是目前理想的促透剂之一。

3. 剂型的选择　临床常见的穴位贴敷剂型有散剂、糊剂、饼剂、丸剂、锭剂、软膏剂、硬膏剂、橡胶膏剂、涂膜剂、贴膏剂、药袋、磁片等。

4. 穴位选择　穴位贴敷疗法是将中药或中药提取物与适当基质和（或）透皮吸收促进剂混合后，制成敷贴剂，贴敷于人体腧穴上，利用药物对穴位的刺激作用和中药的药理作用来治疗疾病的无创穴位刺激疗法。穴位贴敷疗法的穴位选择与针灸基本一致，也是以脏腑经络学说为基础，根据不同的保健需求和病症、穴位的特性，通过辨体、辨病和辨证，合理选取相关穴位，组成处方进行应用。穴位选择如下。①局部取穴：可以采用疾病部位或者邻近的穴位。②循经远取：一般根据中医经络循行路径选取远离病变部位的穴位。③经验选穴。

5. 中药透皮吸收促进剂技术　中药透皮吸收的关键是要有良好的透皮吸收促进剂，化学药物透皮吸收的促进剂对中药制剂也适用，如氮酮、二甲基亚砜、油酸等。中药透皮吸收促进剂有薄荷（包括薄荷脑、薄荷油等）、桉叶油、肉桂、甘草（甘草皂苷、甘草甜素、甘草次酸钠、甘草次酸二钾）、冰片、丁香、小豆蔻提取物、川芎提取物、樟脑、当归等。其他促渗透技术有离子导入法、电穿孔法、超声导入法、激光技术等。

6. 基本操作方法　用 75% 乙醇或 0.5%~1% 碘伏棉球或棉签在穴位部位消毒，进行贴、敷等。①贴法：将已制备好的药物直接贴压于穴位上，然后外覆医用胶布固定；或先将药物置于医用胶布粘面正中，再对准穴位粘贴。硬膏剂可直接或温化后将其中心对准穴位贴牢。②敷法：将已制备好的药物直接涂搽于穴位上，外覆医用防水敷料贴，再以医用胶布固定。使用膜剂者可将膜剂固定于穴位上或直接涂于穴位上成膜。使用水（酒）浸渍剂时，可用棉垫或纱布浸蘸，然后敷于穴位上外覆医用防水敷料贴，再以医用胶布固定。③熨帖：将熨贴剂加热，趁热外敷于穴位。或先将熨贴剂贴敷穴位上，再用艾火或其他热源在药物上温熨。

7. 贴敷方法　贴敷部位（穴位）要常规消毒。固定方法：一般可直接用医用胶布固定，也可先将纱布或油纸覆盖其上，再用医用胶布固定。若在头面部贴敷，外加绷带固定特别重要，可防止药物掉入眼内，避免发生意外。目前有专供穴位贴敷的特制敷料，使用、固定都非常方便。如需换药，可用消毒干棉球蘸温水或各种植物油或液状石蜡轻轻揩去粘在皮肤上的药物，擦干后再敷药。

8. 贴敷时间　贴敷时间多依据选用的药物、体质情况而定，以贴敷者能够耐受为度。对于老年、小儿、体质偏虚者，贴敷时间可以适当缩短。贴敷期间出现皮肤过敏、难以耐受的瘙痒、疼痛感觉者应该立即终止贴敷。

四、家庭疗法

1. 推荐穴位　心俞、膻中、内关、厥阴俞、至阳、通里、巨阙、足三里、三阴交、脾俞、肺俞、关元等。根据患者的病位辨证取穴。常用药物如下。①三七、蒲黄、乳香、没药各 10 g，冰片 5 g，焙干研末。②黄芪 30 g，川乌、川芎、桂枝、红花、瓜蒌各 15 g，细辛、荜茇、丁香、元胡各 10 g，冰片、三七各 6 g，焙干研末。③吴茱萸 10 g，肉桂 5 g，焙干研末。④以白芥子、延胡索、甘遂、细辛等作为基本处方，粉碎研末后加姜汁调匀敷在专用敷贴上。⑤将冰片、血竭、人工牛黄、郁金、细辛、生大黄、赤芍、生地及当归烘干制成粉剂，再加入二甲基亚砜制成软膏剂。

2. 注意事项　贴敷药物后注意局部防水。对胶布过敏者，可选用低过敏胶带或用绷带固定贴敷药物。贴敷局部皮肤有创伤、溃疡、感染或有较严重的皮肤病者，应禁止贴敷。

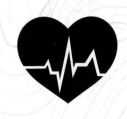

第十章
穴位推拿疗法

穴位推拿疗法是以中医理论为指导，运用推拿手法或借助于一定的推拿工具作用于患者体表的特定部位或穴位来治疗疾病的一种方法，通过调整阴阳、补虚泻实、活血化瘀、舒筋通络、理筋整复，达到治疗高血压的目的。

一、穴位推拿疗法的作用

推拿治疗高血压，其机制是通过对血液循环、神经内分泌、免疫等多环节调节发挥作用。推拿通过特有的机械刺激方式，对心脏、动静脉及毛细血管、淋巴系统和血液等都有较好的调节作用，从而有效地调节心律、脉搏、血压和体温等。推拿通过对心血管中枢的调节作用可以改善冠状动脉的血供，改善心功能、促进血液循环、改善血流变、降低血流阻力、促进微循环的建立。推拿调节神经系统功能，具有镇静、镇痛作用，可以缓解疼痛导致的肌紧张、痉挛，达到舒筋通络的功效，并能调节免疫系统功能。

二、方案纲要

在医院，专业医师将根据辨证结果选择穴位和手法进行推拿治疗。家庭疗法通常选用穴位按压法。

三、专业疗法

1. 皮部经筋推拿技术 皮部经筋推拿技术是以按法、揉法、擦法、搓法等手法作用于全身各部体表，刺激皮部（包括皮肤、皮下组织）、经筋（包括筋膜、肌肉、韧带、关节囊等组织），使皮部受到良性刺激或使经筋张力发生改变的推拿医疗技术。

基本操作方法：

（1）搓法。以手背面在施术部位进行不间断的往返滚动的手法。手指自然屈曲，小指、环指的掌指关节屈曲约达90°，余指屈曲的角度则依次减小，如此则使手背沿掌横弓呈弧面排列，使之形成滚动的接触面。以第5掌指关节背侧附着于施术部位，前臂主动做旋转运动，带动腕关节做较大幅度的屈伸和一定的旋转运动，使手背面偏尺侧部在施术部位进行不间断往返的滚动。每分钟操作120~160次。

（2）一指禅推法。以拇指端或螺纹面着力于施术部位，通过前臂的往返摆动带动拇指做屈伸运动的手法。操作者肩、肘关节放松，拇指伸直，余指的掌指关节和指骨间关节自然屈曲，以拇指端或螺纹面着力于患者体表施术部位上，前臂做主动的横向摆动运动，带动拇指掌指关节或拇指指骨间关节做有节律的屈伸运动。每分钟操作120~160次。一指禅偏锋推法接触面小而窄、轻快柔和，多用于颜面部。

（3）摩法。用手指螺纹面或手掌在体表做环形运动的手法。摩法包括：①指摩法。手指自然伸直，示指、中指、环指和小指并拢，腕关节略屈，以示指、中指、环指及小指掌面着于施术部位，前臂做主动摆动，通过腕关节带动手指在体表做环形运动。顺时针和逆时针方向均可，每分钟操作100~120次。②掌摩法。手掌自然伸直，腕关节略背伸，将手掌平置于施术部位上，前臂做主动摆动，通过腕关节带动手掌在体表做环形运动。顺时针和逆时针方向均可，每分钟操作100~120次。

（4）抹法。用拇指螺纹面或手掌掌面着力于施术部位，沿皮肤表面做任意方向移动的手法。

（5）拿法。用手捏住并提起皮肤和经筋等软组织的手法。三指拿法常用于颈项部及四肢部，五指拿法还可用于头部。

（6）搓法。用双手掌面置于患者肢体两侧做交替搓动的手法。以双手掌面置于施术部位两侧，令患者肢体放松，操作者前臂与上臂部主动施力，做相反方向的较快速搓动，并同时做由上而下移动或上下往返运动。搓法具有明显的疏松肌肉、筋膜，调和气血的作用。常用于四肢和胸胁部、背部，尤以上肢部应用较多，常作为推拿治疗的结束手法。

（7）拨法。以拇指或肢体其他部位深按于施术部位，以垂直肌束、肌腱或韧带走行方向进行单向或往返推动的手法。适用于全身各部位的肌肉、肌腱、韧带等组织。

在临床治疗的实际运用中，上述这些基本操作方法可以单独或复合运用，也可以选用属于皮部经筋推拿技术的其他手法，如按法、揉法、擦法、推法、拍法、捏法、掐法、拧法、弹法、刮法、弹拨法、抖法等，视具体情况而定。

2.脏腑推拿技术　脏腑推拿技术是以按法、揉法、摩法、振法等手法作用于胸腹部、头面部等脏腑对应的体表部位，使脏腑受到手法直接刺激的推拿医疗技术。具有和中理气、通腑散结、行气活血等功效。

基本操作方法：

（1）按法。以指、掌等部位按压施术部位的手法。指按法接触面积小、刺激较强，一般多用于面部，亦可用于肢体穴位；掌按法面积较大、沉实有力、舒缓自然，多用于背腰部、下肢后侧、胸部及上肢部；肘按法力大而刺激强，可用于腰、臀、下肢肌肉丰厚处。

（2）点法。以指端或指间关节背侧垂直按压或冲击施术部位的手法。以拇指指端、中指指端、拇指指骨间关节背侧或示指指骨间关节背侧等部位着力于施术部位，垂直用力按压，使力向深部传导；或者以拇指指端、中指指端等部位自施术 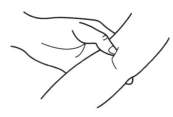 部位上部快速冲击施术部位。点法还可借用器具来操作，如点穴棒等。点法接触面小、刺激强、易于取穴，故适用于全身各部位穴位。

在临床治疗的实际运用中，上述这些基本操作方法可以单独或复合运用。

3. 经穴推拿技术　经穴推拿技术是以按法、点法、推法等手法作用于经络腧穴，起到推动经气运行、调节脏腑功能的推拿技术。该技术具有推动经气运行、调节脏腑功能的作用。适应的病症包括推拿科各种适应证，也用于保健按摩。

（1）推法。详见皮部经筋推拿技术。

（2）揉法。以一定力按压在施术部位，带动皮下组织做环形运动的手法。常用拇指揉法、中指揉法、鱼际揉法。拇指揉法和中指揉法见本章"四、家庭疗法"。鱼际揉法：肩部放松，屈肘120°～140°，腕关节放松，呈微屈或水平状，以手的鱼际部着力于施术部位上，前臂做主动的横向摆动，使鱼际部做环形运动，带动皮肤和皮下组织，每分钟操作120~160次。掌根揉法：肘关节微屈曲，腕关节放松并略背伸，手指自然弯曲，以掌根部附着于施术部位上，前臂做主动运动，带动腕掌做小幅度的环形运动，使掌根部在施术部位上做环形运动，带动皮肤和皮下组织，每分钟操作120~160次。

4. 临床应用

（1）取心俞、厥阴俞、神道、至阳、内关、三阴交等穴，每穴按摩1 min，内关、三阴交按摩时间可稍长。

（2）揉摩两乳间的膻中穴，力量由轻渐重，以胸部舒畅为度。

（3）取穴：①阴虚阳亢证取穴以足厥阴肝经及其俞募穴为主。取百会、期门、章门、太冲、行间、太溪、肝俞、胆俞穴。手法用一指禅推法、抹法等。②痰湿中阻证取穴以足太阴脾经和足阳明胃经及其俞募穴为主，取中脘、丰隆、膻中、脾俞、胃俞。手法用一指禅推法、按揉法、摩法、抹法。③血脉瘀阻证取穴以局部取穴为主，取风府、哑门、风池、肩井、合谷、阿是穴。手法用一指禅推法、按摩法、拿法。④阴阳两虚证取穴以足少阴肾经及其俞募穴为主，取肾俞、关元、气海、三阴交、神庭、太溪。手法用一指禅推法、按揉法、擦法、抹法。

（4）取坐位或侧卧位，垂臂低头，取至阳穴，操作者左手扶住患者肩部，右手持五分硬币一枚，硬币边缘置于至阳、阿是穴处，适当用力按压，持续至疼痛减轻或缓解，适用于各型眩晕、头痛发作。

四、家庭疗法

方法简单，安全可靠，是可以在家庭由非医务人员或心脏病患者本人进行的疗法。

（一）穴位按压法

1. 方法

（1）拇指揉法。以拇指螺纹面着力按压在施术部位，带动皮下组织做环形运动的手法。以拇指螺纹面置于施术部位上，其余四指置于其相对或合适的位置以助力，腕关节微屈或伸直，拇指主动做环形运动，带动皮肤和皮下组织，每分钟操作120~160次。

（2）中指揉法。以中指螺纹面着力按压在施术部位，带动皮下组织做环形运动的手法。中指指骨间关节伸直，掌指关节微屈，以中指螺纹面着力于施术部位上，前臂做主动运动，通过腕关节使中指螺纹面在施术部位上做轻柔、灵活的小幅度的环形运动，带动皮肤和皮下组织，每分钟操作120~160次。为加强揉动的力量，可以示指螺纹面搭于中指远侧指骨间关节背侧进行操作，也可用无名指螺纹面搭于中指远侧指骨间关节背侧进行操作。

2.穴位选择

（1）百会穴。百会穴位于前发际正中直上5寸或者两耳尖连线的中点处，这里是骨缝的交界处。

（2）曲池穴。在肘横纹外侧端，屈肘，尺泽与肱骨外上髁连线中点就是曲池穴。

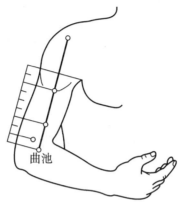

（3）足三里。在小腿前外侧，犊鼻下3寸，距胫骨前缘一横指。

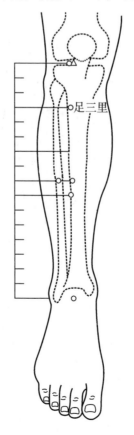

（4）内关。在前臂掌侧，曲泽与大陵的连线上，腕横纹上 2 寸，掌长肌腱与桡侧腕屈肌腱之间。

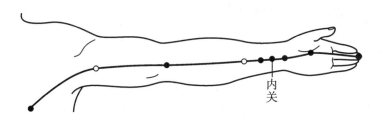

（5）膻中穴。膻中穴位于胸部，前正中线上，平第 4 肋间，两乳头连线的中点。

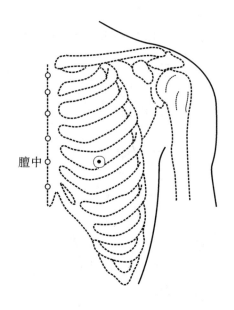

（6）神门穴。神门穴位于腕部，腕掌侧横纹尺侧端，尺侧腕屈肌腱的桡侧凹陷处（手腕横纹处，从小指延伸下来，到手掌根部末端的凹陷处）。

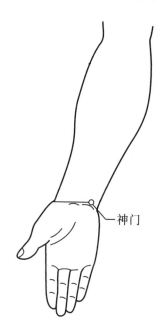

神门

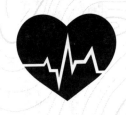

第十一章

耳穴疗法

耳穴疗法是将药籽贴敷在耳穴上，给予适度的揉、按、捏、压使按压部位产生酸、麻、胀、痛等刺激效应以起到治疗作用的方法。

一、耳穴疗法的作用

现代医学表明，耳郭上有丰富的神经、淋巴管、血管，枕小神经、耳大神经、三叉神经的分支、耳颞神经，以及迷走神经、交感神经，这些神经互相交织成网，耳郭通过这些神经与机体各部分发生联系。耳穴与机体内脏的联系是多层次的。刺激耳穴，能协调阴阳、调理脏腑，而使阴平阳秘、腑脏调和。如耳背有一"耳

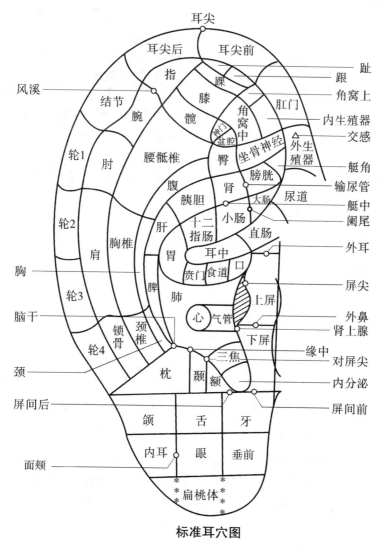

标准耳穴图

背沟"，位于耳郭背面，由内上方斜向下方走行的凹沟处。因其有稳定血压的作用，故亦称"降压沟"。神门穴能宁心安神、降血压、止晕。

二、方案纲要

医院内耳穴疗法由专业人员按标准操作规程进行，家庭疗法选择降压沟穴进行自我按压疗法。

三、专业疗法

1. **操作方法**　将医用胶布剪成 0.5 cm×0.5 cm 大小的方块，取王不留行子粘在胶布中央。用玻璃棒探针在耳部相应穴位探查反应点，选择压痛点取穴。找准穴位后，用镊子夹取贴敷药籽的小方块胶布，先将胶布一角固定在穴位的一侧，然后将药籽对准穴位，用左手手指均匀按压胶布，直至平整。取 3~4 穴，每次取一侧耳穴，两耳交替施治，每日按压 4~5 次，发作时亦可按压刺激。隔 2~3 d 换帖 1 次，10 d 为 1 个疗程。

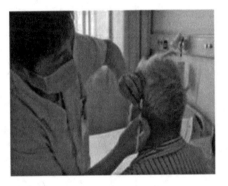

2. **推荐穴位**

（1）常用穴：耳背沟、肝、心、交感、肾上腺等耳穴；备用穴：耳穴神门、耳尖、肾。常用穴每次取 3~4 穴，酌加备用穴，以 7 mm×7 mm 的胶布，将王不留行籽贴于所选之穴，贴紧后并稍加压力，使患者感到胀痛及耳郭发热。每隔 2 d 换帖 1 次，每次一耳，双耳交替，15 次为 1 个疗程。

（2）肾气亏虚证、肝火亢盛证、阴虚阳亢证选用肾、枕、皮质下等耳穴；痰浊壅盛证选用脾、枕、皮质下等耳穴。耳穴定位：肾在对耳轮下脚下缘；枕在对耳屏后上方；皮质下在对耳屏的内侧面；脾点位于耳甲腔后上方，在耳轮脚消失处与轮屏切迹连线的中点。操作流程：①将胶布剪成 0.5 cm×0.5 cm 的小方块，将磁珠粒或生王不留行子或白芥子或六神丸贴在胶布中央备用。②然后用 75% 乙醇棉球消毒耳郭，将贴有药籽的胶布对准穴位贴压。③贴压后用手指按压穴位 0.5 min，嘱患者每天自行按压 5 次，每次 10 min，局部微热、微痛为宜。④每次贴一耳，下次轮换至对侧，症状较重者可双耳同时贴。

（3）取穴：皮质下、神门、心、交感、降压沟。方法：每穴用王不留行子按压，每次选 2~3 穴，可埋 1~2 d，10 d 为 1 个疗程。

四、家庭疗法

耳穴疗法治疗的操作简单易行，较安全，一般无不良反应和绝对禁忌证。选择降压沟穴，按压 1~2 min，每日 3 次。

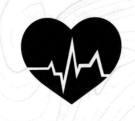

第十二章

中药沐足疗法

一、沐足疗法的作用

沐足疗法是根据中医辨证论治理论，将药物煎煮成液或制成浸液后通过浸泡双足、按摩足部穴位等方法刺激神经末梢，通过反射区促使大脑传导信号，改善人体内分泌和血液循环，调节生理环境。人体的足部有丰富的穴位，通过刺激这些穴位，可达到疏通经气，调理气血，调节脏腑功能的作用。现代全息生物学理论认为，全身各部位在足部都有其对应的反射区，刺激足部这些反射区，可引起相对应身体部位的生理反应和变化，从而对其对应部位的疾病起到治疗作用。

足浴疗法是通过水的温热作用、机械作用及借助药物蒸汽和药液熏洗的治疗作用，发挥疏通腠理、活血化瘀、理气和血功效，从而增强心脑血管机能、改善睡眠、消除疲劳、增强人体抵抗力等，有效防治冠心病、高血压、高血脂和动脉痉挛性疾病等。

二、操作方法

1.方法　应用沐足治疗盆，加入足疗方药，洗按足部，电动按摩足反射区，按照操作规程，每日 1 次，每次 30 min。

2.操作规程

（1）物品准备。

（2）遵医嘱配制药液。

（3）备齐用物，携至床旁，做好解释。

（4）安排患者合理体位，暴露熏洗部位。

（5）打开机器，调节水温至 35~45 ℃。

（6）在熏洗过程中，观察患者的反应，了解其生理和心理感受。若患者感到不适，应立即停止，协助患者卧床休息。

（7）熏洗完毕，擦干局部皮肤，协助患者整理衣着，安置舒适卧位休息。

（8）清理用物，做好记录并签字。

3.推荐药物

（1）夏枯草 30 g、钩藤 20 g、桑叶 15 g、菊花 20 g。将药制成煎剂，用时加温至 45℃左右，浸泡双足，两足相互搓动，每次浴足 20~30 min，每日 2 次，

10~15 d 为 1 个疗程。

（2）钩藤 20 g、吴茱萸 10 g、桑寄生 30 g、夏枯草 30 g，水煎取药液 1500 mL，加入食醋 100 mL，每天足浴 30 min 左右，每日一次，10 d 为 1 个疗程。

（3）钩藤 15 g、野菊花 10 g、豨莶草 30 g、夏枯草 20 g、川牛膝 20 g、赤芍 20 g、川芎 15 g、葛根 20 g、花椒 10 g，浸泡 1 h 后，大火煮开，小火再煮 30 min，后下钩藤，连水带药倒入盆中，水温 40~45 ℃，赤足泡药中，药水浸过踝部，双足互搓，每次 30 min，每天 1 次，10 次为 1 个疗程，间隔 3 d 开始第二个疗程。

三、注意事项

（1）足浴水温不宜过热，以 35~45 ℃为宜。

（2）电动足浴盆禁止无水使用，使用时需加水至水位线。

（3）所用物品清洁消毒，电动足疗盆一用一消毒，避免交叉感染。

（4）沐足用水一般取自来水、河水、井水、山涧水、矿泉水。假如条件允许，应尽可能选用井水、自来水、山涧水或矿泉水。除应保持沐足用水清洁、卫生外，还应根据疾病的不同，辨证论治，有针对性地选择不同的药物。

（5）沐足液的温度不宜太高，以沐足后感觉轻松、舒适为度。

（6）忌空腹时沐足，在沐足的过程中身体消耗很多热量，尤其在糖原贮量较少时，容易因血糖过低发生低血糖休克。

（7）忌餐后立即沐足，如果饭后立即沐足会因热量刺激使皮肤血管膨胀，消化器官中的血液含量相对减少，从而妨碍食物的消化和吸收。

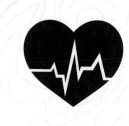

第十三章

针刺疗法

一、针刺疗法的作用

（1）针刺对心率、心律、心功能具有双向良性调节作用。针刺对循环系统的作用机理与心交感神经的传导、心血管中枢的参与、体液因素的介入有关，可使心率减慢、血压下降。

（2）人体功能的调节包括神经调节、体液调节和自身调节，其中神经调节是人体最主要的调节方式。针刺可通过刺激传入神经，引发降压反应，达到降压目的，其作用机理是通过神经递质的改变而实现的。大多数血管平滑肌都受自主神经支配，其活动受神经调节，针刺也可通过调节其支配的神经，最终实现对血压的调节。

（3）针刺能有效地调节肾素－血管紧张素－醛固酮系统，从而降低肾血管性高血压的血管紧张性，抑制醛固酮分泌，减轻水钠潴留，减少血小板聚集，恢复血管内环境稳定，从而达到降压和抑制血压再升的目的。

二、操作方法

1. 针具　一次性针刺针。选择原则：①长短粗细适宜，质量好；②对于皮薄肉少之处和针刺较浅的腧穴，选针应短而细；③对于皮厚肉多之处和针刺较深的腧穴，选针应长而粗；④针身长度应超过应刺深度。

2. 定位　根据疾病的不同部位，选取不同的穴位。对于痛症，一般以局部取穴为主；对于各类慢性疾病，可取相应的背俞穴。

3. 消毒　无菌操作，局部常规消毒。

4. 方法

（1）进针法。①指切进针法：用左手拇指或示指端切按在腧穴旁，右手持针，紧靠左手指甲面将针刺入。此法适宜于短针的进针。②夹持进针法：用左手拇、示二指持捏消毒干棉球夹住针身下端，将针尖固定在腧穴表面，右手捻动针柄，将针刺入腧穴，此法适用于长针的进针。③舒张进针法：用左手示指、拇指将所刺腧穴部位的皮肤向两侧撑开，使皮肤绷紧，右手持针，使针从左手拇、示二指的中间刺入。此法主要用于皮肤松弛部位的腧穴。④提捏进针法：用左手拇、示二指将针刺部

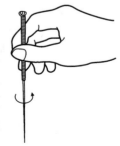

位的皮肤捏起，右手持针，从捏起的上端将针刺入。此法主要用于皮薄肉少部位的进针，如印堂等。

（2）针刺的角度。①直刺：针与皮肤成90°角垂直刺入。②斜刺：针与皮肤成45°角左右斜刺入。③平刺：针与皮肤成15°角左右沿皮刺入。

（3）针刺的深度。既有针感而又不伤及重要脏器。

（4）行针基本手法。捻转法、提插法。行针辅助手法：循法、刮法、弹法、搓法、捏法、震颤法、飞法。

（5）留针与出针。施针完毕后即可出针或根据情况留针10~20 min。可适当增加留针时间，并在留针中间间歇行针，以增强疗效。出针时，是以左手拇指、示指按住针孔周围皮肤，右手持针轻微捻转并慢慢提至皮下，然后迅速拔出并用干棉球按压针孔防止出血，最后检查针的数量，防止遗漏。

5. 选穴

（1）常用穴位主要有曲池、风池、大椎、合谷、太冲、肩井、肺俞、梁门、太阳、涌泉、三阴交、太溪、太冲、足三里、中脘、丰隆、百会、气海等。双侧均取，每次取3~5个穴位，平补平泻，留针20~30 min，每日或隔日1次，6次为1个疗程，疗程之间间隔3 d。

（2）选足三里、百会、风池、内关、三阴交为主穴，酌情配伍行间、太溪、太冲、丰隆等穴，交替针刺，每日1次。

（3）肝阳上亢证以清肝潜阳为主，毫针刺，用泻法，穴选风池、内关、三阴交、行间、侠溪、百会。痰湿中阻证以运脾化痰为主，毫针用平补平泻，穴选丰隆、中脘、内关、足三里、三阴交。

（4）肝肾阴虚者取风池、曲池、内关、足三里、三阴交、太冲等穴。血瘀者加血海；气虚者加关元、气海；痰盛者加丰隆。每日针1次，每次留针20 min，10 d为1个疗程。

（5）阴虚阳亢证取百会、风池、太溪、复溜、太冲；百会施以平补平泻法，风池、太冲施以泻法，太溪、复溜行补法。痰浊中阻证取百会、中脘、脾俞、足三里、丰隆，各穴均施以泻法。血脉瘀阻证取百会、血海、归来、三阴交、合谷，各穴均施以泻法。阴阳两虚证取百会、肾俞、太溪、关元、足三里，各穴均施以补法。另外，取足三里、三阴交、合谷、神门、百会、太阳、曲池穴，阳亢者用泻法，虚证用补法，隔日 1 次，或每周 3 次，可预防眩晕发作。

（6）脾肾虚弱者取风池、曲池、足三里、太冲。配穴：肝火炽盛证加行间、太阳。阴虚阳亢加太溪、神门。痰湿内盛证加丰隆、内关。阴阳两虚证加气海、关元（灸）。方法：每次选主穴 2 个和配穴 1~2 个，行稍强针法，留针 20 min。

（7）肝火亢盛证取肝俞、行间、风池、侠溪等穴；阴虚阳亢证取肝俞、肾俞、太溪、太冲、神门、照海等穴；痰湿壅盛证取阴陵泉、丰隆、中脘、内关、头维等穴；阴阳两虚证取百会、血海、膈俞、足三里、三阴交、气海、肝俞、肾俞等穴。

三、注意事项

（1）皮肤区域有感染、溃疡、烧伤、创伤或瘢痕者和有凝血功能障碍者禁用，孕妇腰骶部禁用。

（2）治疗前检查针具，凡针面不平整、针锋参差不齐者，针尖有毛钩或缺损、锈钝者不可用。

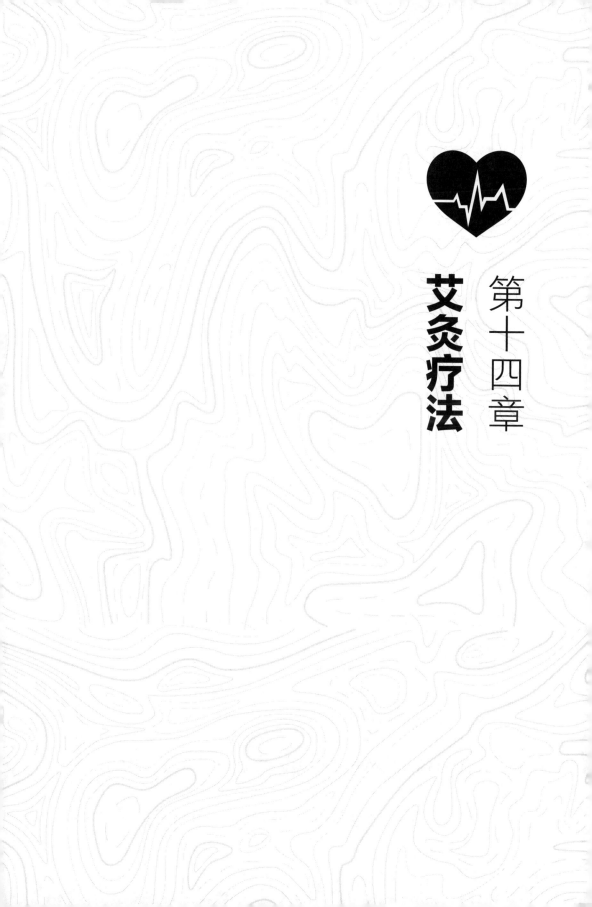

第十四章 艾灸疗法

一、艾灸疗法的作用

艾灸具有清除自由基、提高免疫功能、调整脂质代谢、改善血液流变性质、调节内分泌等作用。常用于气虚、阳虚、痰湿、血瘀证型的心脏病、高血压患者。

二、操作方法

1. 隔物灸技术　隔物灸也叫间接灸、间隔灸，是利用药物等材料将艾炷和穴位皮肤隔开施灸的一种操作技术。临床上可治疗多种疾病，特别是证属虚寒性的各类疾病。

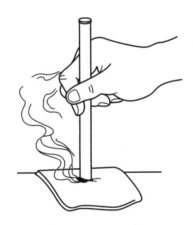

基本操作方法：

（1）隔姜灸。选取整块新鲜生姜，纵切成 2~3 mm 厚度的姜片，姜片上用针刺小孔若干。施灸时，将一底面直径约 10 mm、高约 15 mm 的圆锥形艾炷放置在姜片上，从顶端点燃艾炷，待快燃烧尽时在旁边接续另一艾炷。

（2）隔蒜灸。取独头大蒜切成 2~3 mm 的蒜片，蒜片上用针刺小孔若干。施灸时，将一底面直径约 10 mm、高约 15 mm 的圆锥形艾炷放置在蒜片上，从顶端点燃艾炷，待快燃烧尽时在旁边接续另一艾炷。

（3）隔盐灸。一般用于神阙穴灸，用食盐填平脐孔，上放底面直径约 10 mm、高约 15 mm 的圆锥形艾炷，从顶端点燃艾炷，待快燃烧尽时再接续另一艾炷。

（4）隔附子饼灸。用附子研成细粉，加白及粉或面粉少许，再用水调和并捏成薄饼，饼的底面直径约 20 mm，厚度为 2~5 mm，待稍干，用针刺小孔若干。施灸时，将一底面直径约 10 mm、高约 15 mm 的圆锥形艾炷放置在药饼上，从顶端点燃艾炷，待快燃烧尽时在旁边接续另一艾炷。

2. 悬灸技术　悬灸是采用点燃的艾卷悬于选定的穴位或病痛部位之上，利用艾卷的燃烧热量刺激穴位或病痛部位以防治疾病的一种技术。

基本操作方法：

悬灸的操作方法分为温和灸、雀啄灸、回旋灸。

（1）温和灸。施灸时，艾卷点燃的一端对准应灸的腧穴或患处，距离皮肤 2~3 cm 进行熏烤，以使患者局部有温热感而无灼痛为宜，一般每处灸 10~15 min，至皮肤有红晕为度。

（2）雀啄灸。施灸时，艾卷点燃的一端与施灸部位的皮肤并不固定于一定的距离，而是像鸟雀啄食一样，一上一下地移动施灸，由上而下的移动速度较慢，离皮肤有适当距离时短暂停留，在患者感觉灼痛之前迅速提起，如此反复操作。一般每穴灸 5~10 min，至皮肤有红晕为度。

（3）回旋灸。施灸时，艾卷点燃的一端悬于施灸部位上方约 2 cm 高处反复旋转移动进行灸治，使皮肤感觉温热而不灼痛，一般每处灸 10~15 min，至皮肤有红晕为度。

3. 艾灸法　取穴分两组：①足三里、悬钟；②百会、涌泉。备用穴：风池、阳陵泉、照海、委中。以常用穴为主，效果不佳时加备用穴。第一组用艾炷直接灸（无瘢痕灸），双侧均取，穴位消毒后，在穴区涂上大蒜汁或凡士林油膏，将麦粒大小的艾炷直立放置于穴位上，用线香点燃，待艾炷烧至皮肤有灼热感时，用镊子将艾炷夹去，换一新艾炷重灸，方法同上，灸 3~5 壮。第二组及备用穴用艾卷灸，每次取 1~2 穴。百会穴用雀啄灸，艾卷点燃后，从远处向穴区接近，当患者感觉烫为 1 壮，然后再将艾条提起，从远端向百会穴接近，如此反复操作 10 次再停灸，壮与壮之间应间隔片刻，以免起疱。涌泉穴用温和灸，可双侧同时进行。令患者取仰卧位，将点燃的艾卷置于距穴区 2~3 cm 施灸，以患者感温热而不灼烫为度。每次灸 15~20 min。备用穴亦用温和灸法。上法每日 1 次，7~10 次为 1 个疗程。

三、注意事项

（1）施灸前，应选择正确的体位，要求患者体位舒适且保持持久，而且能暴露施灸部位；施灸者的体位稳定以便能精确操作。

（2）注意防止艾火脱落而烫伤皮肤或烧坏衣被。

（3）咯血、吐血等出血性疾病忌用艾灸技术。

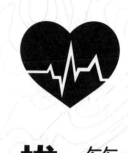

第十五章

拔罐疗法

一、拔罐疗法的作用

拔罐技术是以罐为工具，利用燃烧、抽吸、蒸汽等方法造成罐内负压，使罐吸附于腧穴或相应体表部位，使局部皮肤充血或瘀血，以达到防治疾病目的的外治方法。拔罐治疗的功效主要是通经活络、行气活血、消肿止痛、祛风散寒等，用于高血压脏气亏虚、血脉瘀阻者。

二、操作方法

1. 常用器具及基本操作方法　常用器具有玻璃罐、竹罐、陶罐和抽气罐等。

2. 拔罐的方法　拔罐的方法有很多，比较常见的有火罐法、气罐法、干罐法等，此处重点介绍火罐法。火罐法包括：①闪火法。以持针器或血管钳夹住 95% 的乙醇棉球，一手持罐，罐口朝下，点燃乙醇棉球后将其迅速深入罐内旋转一周退出，迅速将罐扣在选定部位。②投火法。将乙醇棉球或纸片点燃后投入罐内，迅速将火罐吸拔在选定部位。③贴棉法。将 1~2 cm 大小的乙醇棉片贴在罐内壁的中下段或罐底，点燃后，将火罐迅速吸拔在选定部位上。④煮罐法。此法一般使用竹罐，将竹罐倒置在沸水或药液中，煮沸 1~2 min，用镊子夹住罐底，拿出后用毛巾吸去竹罐表面水分，趁热按在皮

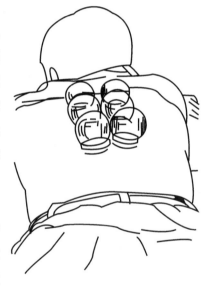

肤上。所用药液，可根据病情决定。⑤抽气罐法。将抽气罐置于选定部位上，抽出空气，使其产生负压而吸于体表。

3. 拔罐法的操作

（1）留罐，又称坐罐，即拔罐后将火罐吸拔留置于选定部位 10~15 min，然后将罐起下。此法适用于临床大部分病症，是最常用的拔罐法。

（2）走罐，又称推罐，先在罐口或吸拔部位涂一层润滑剂，将罐吸拔于皮肤上，再用手握住罐底，稍倾斜罐体，向前后推拉，或做环形旋转运动，如此反复数次。适应于急性热病或深部组织气血瘀滞、外感风寒、神经痛、风

湿痹痛及较大范围的疼痛等。

（3）闪罐，以闪火法或抽气法使罐吸附于皮肤后，立即取下，如此反复操作，直至皮肤潮红发热的拔罐方法。适用于感冒、皮肤麻木、面部病症、中风后遗症或虚弱病症。

起罐时，右手拇指或示指在罐口旁轻轻按压，使空气进入罐内，顺势将罐取下。不可硬行上提或旋转提拔。

4. 疗法

（1）肝阳上亢。

1）选穴：大椎、曲池、足三里、阳陵泉。

2）定位：

大椎：在背部正中线上，第7颈椎棘突下凹陷中。

曲池：在肘横纹外侧端，屈肘，尺泽与肱骨外上髁连线中点处。

足三里：在小腿前外侧，犊鼻下3寸，距胫骨前缘一横指（中指）处。

阳陵泉：在小腿外侧，腓骨头前下方凹陷处。

3）拔罐方法：单纯拔罐，留罐10 min，每日1次，10次为1个疗程。

（2）痰浊上扰。

1）选穴：中脘、内关、足三里、丰隆。

2）定位：

中脘：在上腹部，前正中线上，脐中上4寸。

内关：在前臂掌侧，当曲泽与大陵的连线上，腕横纹上2寸，掌长肌腱与桡侧腕屈肌腱之间。

足三里：如前所述。

丰隆：在小腿前外侧，当外踝尖上8寸，条口外，距胫骨前缘二横指（中指）。

3）拔罐方法：单纯拔罐法。留罐10 min。每日或隔日1次，10次为1个疗程。

（3）肾虚火旺。

1）选穴：肝俞、肾俞、三阴交、太冲。

2）定位：

肝俞：在背部，当第9胸椎棘突下，旁开1.5寸。

肾俞：在腰部，当第 2 腰椎棘突下，旁开 1.5 寸。

三阴交：在小腿内侧，当足内踝尖上 3 寸，胫骨内侧缘后方。

三、注意事项

临床上高血压患者可以进行拔罐，但并不是所有的高血压患者都可以进行拔罐治疗。如果高血压患者处于病情急性期，不建议进行拔罐治疗，以免导致病情波动。

拔罐时要选择适当时机和部位，在饥饿或者是剧烈运动后不宜进行拔罐治疗；另外留观时间过长可能会出现局部皮肤水疱，水疱较大应当用消毒的针具将水放出，涂上烫伤油，酌情用消毒纱布包敷，以免出现感染。

另外，体质虚弱、过敏体质，以及妊娠高血压患者不宜进行拔罐治疗。重度心脏病、呼吸衰竭、皮肤局部溃烂或高度过敏、活动性肺结核、全身消瘦以致皮肤失去弹性、全身高度水肿者及恶性肿瘤患者、有出血性疾病者为禁忌证。拔罐时要选择适当体位和肌肉丰满的部位，骨骼凹凸不平及毛发较多的部位均不适宜。拔罐时要根据不同部位选择大小适宜的罐，拔罐的吸附力度应视病情而定，身体强壮者力量可稍大，年老体弱及儿童患者力量应小。拔罐和留罐过程中要注意观察患者的反应，患者如有不适感应立即取罐。注意勿灼伤或烫伤皮肤，应注意防火。

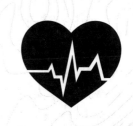

第十六章

药枕疗法

一、药枕疗法的作用

药枕疗法的作用机理是多方面的。一般选用具有平肝潜阳、宁心安神、清脑明目作用的中药，如杭白菊、野菊花、罗布麻叶、淡竹叶、青木香、夏枯草、决明子、蔓荆子、桑叶、薄荷、白芷、川芎、晚蚕沙、珍珠母，以及茶叶、绿豆等。这些药物通过以下途径而发挥作用：一是通过闻到中药特有的芳香气味，起到"闻香治病"的作用；二是中药有效成分通过头项部的有关穴位，经皮肤毛孔进入人体经脉，起到疏通气血、调节体内气机平衡的作用；三是睡眠时头颈部的体温，促使枕内药物成分以微粒子的形式缓慢释放出来，从而达到缓慢而持久的降压和稳定血压的效果。

二、操作方法

使用时，可以根据不同患者的具体病情，选择上述药物中的一种或几种做枕芯，制成软硬适度、清香宜人的药物枕头。药枕的种类很多，有布式、薄型、石式、木式、囊式等多种。此外，近年来有关单位还研制出电疗药枕、磁疗药枕等特殊的药用枕头。

花类、叶类药物必须充分晾晒，搓成碎末；根茎、木本、藤类药物必须充分晾晒或烘干，粉碎成粗末后使用；矿物质、角质类药物必须打碎成米粒状碎块，或加工成粉后使用；种子类药物必须去除灰尘，或清洗后晒干使用；含有芳香、挥发类成分的药物，一般不需要加工炮制，可直接混入其他药末中使用。药枕底层枕芯可加垫塑料布一块，以防止药物渗漏，弄脏床单。一般药枕的长度为 60~90 cm，宽度为 20~35 cm，也可根据各人爱好和需求，制成各种形状及大小的药枕。

1. **菊花决明药枕**　取白菊花和草决明各等份，置于阳光下晒干后混合均匀，用纱布包裹起来，缝住边缝，装入枕芯巾，制成药枕，每隔 2 个月换药 1 次。主治：有头胀、头痛、面红、易怒、脉弦等肝火亢盛症状，或有眩晕、头痛、头胀、心悸、失眠、眼花、口干、面红、脉弦细、舌质红等阴虚阳亢症状的高血压患者。

2. **桃叶荷叶枕**　取桃叶和荷叶各等份，置于阳光下分别晒干，粉碎成粗末，混合均匀后用纱布包裹起来，缝住边缝，制成薄型的枕芯，置于普通枕头的上面使用，可每隔 2 个月换药 1 次。主治：眩晕、头痛、心悸、健忘、精神不振、面唇青紫、舌质暗、有紫斑或瘀点等瘀血阻络症状，或眩晕、头痛、胸闷、心悸、体胖倦怠、食少多寐、舌体胖、苔白腻等痰浊内蕴症状。

3. **荷菊菖蒲枕** 取荷叶 1000 g，白菊花 800 g，石菖蒲 250 g。将上述药物置于阳光下晒干，粉碎成粗末，混匀后用纱布包裹缝好，装入枕芯中，制成药枕。主治：有头晕、头痛、食欲减退、腹胀、大便溏泄、面红、易怒、舌胖、脉弦弱等脾虚肝旺症状的高血压病患者。

4. **芝菟豆石枕** 取黑芝麻 250 g，菟丝子 120 g，黑豆 180 g，磁石 150 g。将黑芝麻、菟丝子、黑豆晒干，并将黑豆粉碎成粗末，将磁石打碎。将粉碎的磁石、黑豆与晒干的黑芝麻、菟丝子混匀，用纱布包裹缝好，做成薄型枕芯，置于普通枕头的上面使用。主治：有眩晕、头痛、头胀、肢冷、脚软、心悸、眼花、失眠、多梦、耳鸣、口干、面红、脉弦细、舌质红或舌淡胖等阴阳两虚症状，或有眩晕（在劳累时加剧）、面色苍白、心悸、失眠、神疲懒言、饮食减少、舌质淡、脉细弱等气血不足症状的高血压患者。

5. **菊花牡丹枕** 取菊花 1000 g，牡丹皮、白芷各 200 g，川芎 400 g。将上述药物一起置于阳光下晒干，研为细末，用纱布包裹起来，缝住边缝，装入枕芯中，制成药枕，每隔 2 个月换药 1 次。主治：患有神经衰弱、慢性头痛或失眠的高血压患者。

6. **白芷川芎枕** 取川芎 200 g，白芷 300 g，菊花、槐花、蚕沙各 500 g。将上述药物一起置于阳光下晒干。将川芎、白芷研成细末，与菊花、槐花和蚕沙一起用纱布包裹起来，缝住边缝，装入枕芯中，制成药枕，每隔 2 个月换药 1 次。主治：各型高血压患者。

7. **桑菊枕** 用桑叶、菊花各 500 g，薄荷 30 g，冰片 20 g，制成药枕。有平肝潜阳，芳香降压的作用。主治肝阳上亢型高血压。

8. **枯草荷叶枕** 用夏枯草 1000 g，荷叶 500 g 制成药枕。有清泻肝火，平肝降压的作用。主治肝火上炎型的高血压病。

9. **天麻钩藤枕** 用天麻 200 g，钩藤 1500 g，罗布麻叶 300 g，共研粗末，制成药枕。有平肝熄风、清肝降压的作用。主治肝风内动型高血压，血压较高，有中风危险者。

10. **菊芎丹白枕** 用菊花 100 g，川芎 400 g，丹皮、白芷各 200 g。体胖、午后有潮热者，丹皮用量可加至 300 g；头痛遇寒即发者，可另加细辛 2000 g。将上述药物制成药枕，每袋药可连续用半年。该枕有清肝明目、活血通络的作用。主治肝郁化火型高血压。

11. **黑豆磁石枕** 用黑豆、生磁石各 1000 g。先将生磁石打碎至高粱米粒大小，与黑豆混合抖匀，装入枕芯，制成药枕。该枕有滋补肝肾，养阴降压的作用。主治肝肾阴虚型高血压。

12. **桑叶地黄枕** 用桑叶、干地黄、巴戟天各 500 g，丹皮 200 g，制成药枕。有阴阳双补的作用。适用于阴阳两虚型高血压。

三、注意事项

（1）布袋应选择薄而柔软、透气性能好的布料缝制，不用尼龙、化纤类织物。

（2）所用药物应保持干燥洁净，并适当加工。

（3）定期翻晒枕芯，定期更换药物，防止有效成分散发及霉变。一般使用 2~3 周后，当置于阳光下晾晒 1 h，以保持药枕枕形及药物的干燥度。

（4）药枕与头颈接触的隔层不宜过厚，以免影响药物作用的发挥。

（5）枕前要求患者松衣，饮一两口温开水，防止芳香类药物耗伤阴津，并要求患者全身放松，调息宁神。

（6）药枕疗法起效缓慢而且持久，须告诫患者耐心坚持。

（7）药枕疗法用药当辨证施治，随症配制药枕。

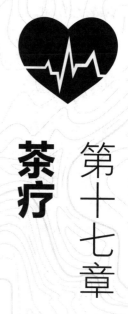

第十七章

茶疗

茶疗是根植于中医药文化与茶文化基础之上的一种养生方式，真正意义上的茶疗是以中药原植物叶片，并结合中药与茶叶炮制方法，制作成茶叶形态，它同时具备中药的治疗养生效果与茶叶的"形、色、香、道"，具有实效性、安全性、享受性及便捷性四大优点。中药代茶饮，又称药茶。选用中草药冲泡煎煮，如喝茶一样频频啜之，以达到治病防病、养生保健的目的。

一、茶疗的作用

中药代茶饮历史悠久，古代相关方、书中对其制作和应用有详细记载。最早的药茶有两重含义，一是含茶药方，即在药方中含有茶，如葱豉茶方、川芎茶调散等；二是炮制药物及服药史采用饮茶的方法，如采取烘焙的方法炮制药物，服药像饮茶一样，不计时候服。高血压是目前最常见的疾病之一，除了降压药物以外，在规律健康生活方式的基础上，配合中医药治疗，对控制血压、改善症状均有良好的效果。经常用中药代茶饮也能起到很好的治疗作用。

二、茶疗方

1. 菊花山楂茶

【配方】菊花、茶叶各 10 g，山楂 30 g。

【用法】将上 3 味药用沸水冲沏。每日 1 剂，代茶常饮。

【功效】清热，降痰，消食健胃，降脂。适用于高血压、冠心病及高脂血症。

2. 杜仲茶

【配方】杜仲叶、优质绿茶各等份。

【用法】将上 2 味药共制粗末，混匀，用滤纸袋分装，每袋 6 g，封贮于干燥处。每日 1~2 次，每次 1 袋，沸水冲泡 10 min，温服；或杜仲叶 10 g，绿茶 3 g，沸水冲泡 10 min。

【功效】补肝肾，强筋骨。适用于高血压合并心脏病及腰痛、腰酸等症。

3. 山楂二花茶

【配方】山楂、银花、菊花各 25 g。

【用法】将上 3 味药放入茶杯内，冲入开水，加盖片刻即可。代茶随饮，或每日 1 剂。

【功效】健脾，清热，降脂。适用于高血压、高脂血症。

4. 菊楂决明茶

【配方】菊花 8 g，生山楂片、草决明各 15 g。

【用法】将上 3 味药放入保温杯中，以沸水冲泡，盖严温浸半小时饮用。每日 1 剂，代茶饮用，每日数次。

【功效】疏风解毒，清肝，降压，消食。适用于高血压病、冠心病。

5. 菊槐茶

【配方】菊花、槐花、绿茶各 3 g。

【用法】将上 3 味药放入瓷杯中，以沸水冲泡，加盖浸泡 5 min 即可。每日 1 剂，不拘时频频饮之。

【功效】平肝祛风，清火降压。适用于高血压头痛、头胀、眩晕等。

6. 菊明降压茶

【配方】白菊花 10 g，决明子 15 g。

【用法】将上 2 味药放入杯中，沸水冲泡。代茶频饮。每日 1 剂。

【功效】清肝降压，润肠通便。适用于高血压、习惯性便秘者。

7. 三宝茶

【配方】菊花、罗汉果、普洱茶各等份。

【用法】将上 3 味药共研成粗末，用纱布袋（最好是滤纸袋）分装，每袋 20 g。每日 1 袋，以沸水冲泡，不拘时频频饮之。

【功效】降压，消脂，减肥。适用于防治高血压、高血脂及肝阳上亢之头痛、头晕等症。

8. 决明罗布麻茶

【配方】炒决明子 12 g，罗布麻叶 10 g。

【用法】将上 2 味药以沸水浸泡 15 min 即可。每日 1 剂，不拘时代茶频饮。

【功效】清热平肝。适用于高血压，头晕目眩，烦躁不安，属于肝阳上亢类型者。该茶有较显著的降压、降脂和改善头痛、头晕的效果。

9. 夏枯草降压茶

【配方】夏枯草 10 g，车前草 12 g。

【用法】将夏枯草、车前草洗净，放入茶壶中，用沸水冲泡后代茶饮。每日 1 剂，不拘时饮服。

【功效】清热利水，降血压。适用于高血压，头晕目眩，头痛等症。

10. 莲心茶

【配方】莲子心 12 g。

【用法】开水冲泡，代茶饮服，每日 1 剂。

【功效】莲子中间青绿色的胚芽，其味极苦，除降血压外，还可清热、固精安神、强心。

11. 菊花茶

【配方】药用甘菊。

【用法】每次取 3 g，泡茶饮用，一日 3 次。

【功效】平肝祛风，清火降压。

12. 山楂茶

【配方】山楂。

【用法】每次取 1~2 枚泡服，每日 3 剂。

【功效】山楂所含成分有增进消化、降低血脂、扩张血管等作用。

13. 枸杞茶

【配方】枸杞 9 g。

【用法】每日取枸杞 9 g，泡水服用。

【功效】枸杞除了能降低血压、降胆固醇、防止动脉硬化外，还有补肝肾、润燥明目等作用。

14. 万年甘茶

【配方】万年甘本草、茉莉花、西洋参各 3 g。

【用法】开水冲泡，每日 1 剂。

【功效】平肝降火、清肝明目。

15. 麻叶山楂降压茶

【配方】罗布麻叶 6 g，山楂 15 g，五味子 5 g、冰糖适量。

【用法】先用清水将罗布麻叶、山楂及五味子漂洗干净，然后用滚烫的沸水冲泡，加入冰糖即可饮用。

【功效】清肝安神，用于高血压失眠多梦者。

16. 三七花茶

【配方】三七花 30 g（三七花一般在 6~8 月开花，采集后晒干，切细，瓷瓶收贮）。

【用法】每次取三七花 3 g，开水冲泡。代茶饮。

【功效】清热明目，平肝降压。适用于治疗高血压，头昏目眩，耳鸣，急性咽喉炎等。

17. 三参通脉茶

【配方】丹参、玄参、党参、黄芪、茯苓、白术、桂枝各等份。

【用法】用上药共研粗末。每日用 20~40 g，沸水冲泡，代茶频饮。

【功效】补血养肝，渗湿健脾，软化血管，降血压。

18. 绞股蓝茶

【配方】绞股蓝。

【用法】取 6 g 绞股蓝开水冲泡代茶饮用，每日 3 次。

【功效】绞股蓝具有预防和治疗高血压、高血脂等功效。

19. 何首乌茶

【配方】何首乌 20~30 g。

【用法】加水煎煮 30 min，待温凉后当茶饮用，每日 1 剂。

【功效】何首乌具有降血脂、减少血栓形成之功效。

20. 荷叶茶

【配方】荷叶 20 g。

【用法】水煎代茶饮，每日 1 剂。

【功效】荷叶有清热解暑，扩张血管，降血脂、降血压作用，且荷叶又为减肥良药，对于肥胖兼有高血压者更为合适。

21. 三七茶

【配方】三七 15 g，红花 15 g。

【用法】上药水煎代茶饮。

【功效】三七、红花有活血化瘀作用，可改善心肌供血。

22. 钩藤茶

【配方】钩藤 15 g，天麻 15 g。

【用法】水煎 15 min（不可超过 20 min，否则有效成分被破坏，影响降压效果），每日 1 剂。

【功效】天麻、钩藤有降压作用。

23. 决明子茶

【配方】决明子 250 g。

【用法】取 250 g 决明子在铁锅内用微火炒焙 2 min（不能炒焦），每天抓一撮泡茶喝。

【功效】清热明目，润肠通便。

24. 决明双花茶

【配方】枸杞子 10 g，决明子 10 g，菊花 3 g，槐花 6 g。

【用法】开水冲泡，代茶饮，每日 1 剂。

【功效】补益肝肾，平肝降压。对高血压属阴虚阳亢者有效。

25. 二子茶

【配方】决明子 50 g，枸杞子 15 g，冰糖 50 g。

【用法】将决明子略炒香后捣碎，与枸杞子、冰糖共放茶壶中，冲入沸水适量，盖闷 15 min 代茶频频饮用，每天 1 剂。

【功效】有益肝滋肾、明目通便的功效，适用于高血压引起的头晕目眩、双目干涩、视物模糊、大便干结等症状。

26. 夏枯草降压茶

【配方】夏枯草 10 g，车前草 12 g。

【用法】将夏枯草、车前草洗净，放入茶壶中，用沸水冲泡后代茶饮。每日 1 剂，不拘时饮服。

【功效】清热平肝，利尿降压，适用于高血压头痛、头晕目眩等症。

27. 山楂荷叶茶

【配方】生山楂 50 g，荷叶 15 g，蜂蜜 50 g。

【用法】将上 2 味药共放锅中，加水 1000 mL，用小火煎煮至 300 mL 左右，滤去药渣，加入蜂蜜，倒入保温杯中代茶饮用，每日 1 剂。

【功效】山楂、荷叶均有扩张血管，降低血压、血脂的作用，又有减肥的功效。

28. 桑寄生茶

【配方】桑寄生 30 g，夏枯草 15 g。

【用法】水煎代茶饮，每日 1 剂。

【功效】方中桑寄生可补肝肾、强筋骨。药理研究证实，桑寄生能舒张冠状血管，增加冠状动脉血流量，具有降压、镇静、利尿作用。夏枯草可清肝降压。

29. 黄精四草汤

【配方】黄精 20 g，夏枯草、益母草、车前草、豨莶草各 15 g。

【用法】每日 1 剂，水煎代茶饮。

【功效】补脾、平肝、通络以降血压，用于脑血管硬化、肾病水肿兼有高血压者。

三、注意事项

中药代茶饮，又称药茶。选用中草药冲泡煎煮，如喝茶一样。中药代茶饮也要辨证选用，因人、因时、因地制宜。一般而言，泡茶选单味中药最好。因治疗或病情等的需要，也可以配方使用。药茶在组方配伍时，也要遵守中医理、法、方、药的理论。一般而言，代茶饮的中药材选鲜品时用量宜大，选干品时用量宜小。用于养生保健用途时用量宜小，用于治病疗疾时用量宜大。中药代茶饮作为中医药常用的方法之一，应用范围较广，因其配方精简、饮服方便、口感甘淡等优点，更易被大家接受。

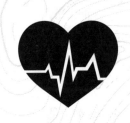

第十八章

其他疗法

一、经穴体外反搏疗法

体外反搏是一种无创的辅助循环疗法，从 2002 年开始，各国陆续把体外反搏疗法纳入冠心病、心绞痛治疗指南。对高血压患者有改善微循环，预防动脉硬化的作用。经穴体外反搏疗法是以中医经络理论为指导，将中药颗粒（或替代品）置于丰隆、足三里等穴位，借助体外反搏袖套气囊，通过心电反馈，对穴位进行有效刺激和机械舒缩，以达到疏通气血、化瘀通络目的的一种内病外治疗法。

将中药颗粒（或利用橡胶球、电极片、电磁产品等替代品）固定在所选穴位上，然后外缚体外反搏袖套气囊行体外反搏治疗，气囊压力大小根据患者耐受程度因人而异，既不影响体外反搏治疗效果，又起到穴位刺激作用。1 次 /d，每次 30 min，10 d 为 1 个疗程。

体外反搏的作用机制与运动训练有相似之处，且其适应证较有氧运动更为宽泛，除了发挥辅助血液循环、增加冠状动脉血流、促进侧支循环形成的作用外，还可改善高血压患者的血管内皮功能及降低血管僵硬度，改善左心室功能，提高运动耐量。也可作为运动训练的替代方式。急性心肌梗死、中至重度的主动脉瓣关闭不全患者禁用，血压 170/110 mmHg 以上者应预先将血压控制在 140/90 mmHg 以下；伴充血性心力衰竭者行体外反搏治疗前，病情应得到基本控制，体重稳定，下肢无明显水肿，行体外反搏治疗期间应密切监护心率、心律和血氧饱和度（SaO_2）等生理指标；心率 > 120 次 /min 者，应控制其在理想范围内（心率 < 100 次 / min）。

二、电磁疗法

针对不同的疾病，电磁疗法可采用不同的治疗方法，其治疗的磁场强度和时间也不尽相同。

1. 穴位贴磁　用磁片（表磁 30~200 mT）或磁珠（每粒表磁 15 mT）贴敷于患者穴位，每 15 d 为 1 个疗程，持续 1~4 个疗程。

此法常用钡铁氧体制作磁片，通过在患处或相关穴位处贴敷数量不等的磁片和磁珠进行治疗。

2. 脉冲电磁场　脉冲电磁场频率为 8~50 Hz，每天 15~20 min，每 15 d 为 1

个疗程，持续 1~2 个疗程。脉冲电磁场的特点是间歇式出现电磁场，电磁场变化频率、波形和峰值可根据需要进行调节。

3. **旋磁、穿戴磁性物品** 使用旋磁治疗设备进行治疗，可产生有效磁场强度为 40~100 mT 的磁场。穿戴含磁性的物品进行治疗，如磁性腕带（磁场强度为 21~200 mT）、磁性帽（磁场强度为 0.6 mT）等。

三、超声波疗法

1. **超短波疗法** 超短波作用于颈动脉窦或颈部交感神经节时，能使高血压患者的血压降低。患者取坐位或卧位，用超短波治疗仪，选取 2 个圆形中号电极置于颈动脉窦的部位，斜对置，2 个电极之间间隔 2~3 cm，剂量取 Ⅰ~Ⅱ 级，时间 10~12 min，每日治疗 1 次，15~20 次为 1 个疗程。

2. **超声波疗法** 患者取坐位，应用超声波治疗仪，在 C2~T4 椎旁及肩上部涂抹接触剂，声头与皮肤紧密接触，选择连续输出模式、移动法，治疗剂量为 0.2~0.4 W/cm^2，时间 6~12 min，每日 1 次，12~20 次为 1 个疗程。

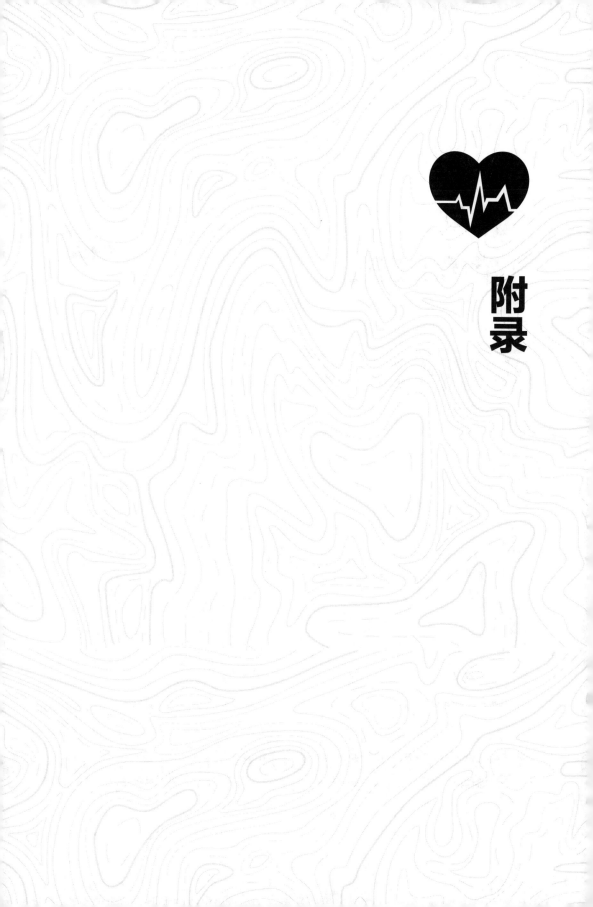

附录

附录 1

常用降压药

口服降压药物	每天剂量（mg）	分服次数	主要不良反应
利尿剂			
噻嗪类利尿剂			血钾、血钠降低，血尿酸升高
氢氯噻嗪	6.25~25	1	
吲达帕胺	0.625~2.5	1	
吲达帕胺缓释片	1.5	1	
袢利尿剂			血钾减低
呋塞米	20~80	2	
托拉塞米	5~10	1	
保钾利尿剂			血钾增高
阿米洛利	5~10	1~2	
氨苯蝶啶	25~100	1~2	
醛固酮受体拮抗剂			血钾增高
螺内酯	25~50	1~2	
依普利酮	50~100	1~2	
β 受体阻滞剂			支气管痉挛，心功能抑制

续表

口服降压药物	每天剂量（mg）	分服次数	主要不良反应
普萘洛尔	30~90	2~3	
美托洛尔	50~100	1~2	
阿替洛尔	12.5~50	1~2	
倍他洛尔	5~20	1	
比索洛尔	2.5~10	1	
α、β 受体双阻滞剂			体位性低血压，支气管痉挛
拉贝洛尔	200~600	2	
卡维地洛	12.5~50	2	
阿罗洛尔	10~20	1~2	
血管紧张素转换酶抑制剂			咳嗽，血钾升高，血管性水肿
卡托普利	25~100	2~3	
依那普利	5~40	2	
苯那普利	5~40	1~2	
赖诺普利	5~40	1	
雷米普利	1.25~20	1	
福辛普利	10~40	1	
西拉普利	2.5~5	1	
培哚普利	4~8	1	
喹那普利	10~40	1	
群多普利	0.5~4	1	
地拉普利	15~60	2	
咪达普利	2.5~10	1	

续表

口服降压药物	每天剂量 （mg）	分服 次数	主要不良反应
血管紧张素 Ⅱ 受体拮抗剂			血钾升高，血管性水肿（罕见）
氯沙坦	25~100	1	
缬沙坦	80~160	1	
厄贝沙坦	150~300	1	
坎地沙坦	8~32	1	
替米沙坦	20~80	1	
奥美沙坦	20~40	1	
阿利沙坦酯	240	1	
钙通道阻滞剂			
二氢吡啶类			水肿，头痛，潮红
氨氯地平	2.5~10	1	
非洛地平	2.5~20	1	
尼卡地平	60~90	2	
硝苯地平缓释片	10~20	2	
硝苯地平控释片	30~60	1	
尼群地平	20~60	2	
尼索地平	10~40	1	
拉西地平	4~6	1	
乐卡地平	10~20	1	
贝尼地平	4 ~ 8	1	
马尼地平	5 ~ 20	1	
西尼地平	5 ~ 10	1	
巴尼地平	10 ~ 15	1	
非二氢吡啶类			房室传导阻滞，心功能抑制
维拉帕米	90~180	3	
地尔硫䓬	90~360	3	

续表

口服降压药物	每天剂量（mg）	分服次数	主要不良反应
α 受体阻滞剂			体位性低血压
多沙唑嗪	1~16	1	
哌唑嗪	2~20	2~3	
特拉唑嗪	1~20	1~2	
中枢作用药物			
利血平	0.05~0.25	1	鼻充血，抑郁，心动过缓，消化性溃疡
可乐定	0.1~0.8	2~3	低血压
可乐定贴片	0.25	1/周	皮肤过敏
甲基多巴	250~1 000	2~3	肝功能损害，免疫失调
莫索尼定	0.2~0.4	1	镇静
利美尼定	1	1	心悸，乏力
直接血管扩张药			
米诺地尔	5~100	1	多毛症
肼屈嗪	25~100	2	狼疮综合征
肾素抑制剂			
阿利吉仑	150 ~ 300	1	腹泻，高血钾
血管紧张素受体脑啡肽酶抑制剂			胃肠道不适，低血压，高血钾，肾功能损伤
沙库巴曲缬沙坦钠	100	1	

附录 2
针灸穴位表

一、手太阴肺经

穴名	主治功效	定位
中府	咳嗽、气喘、胸中胀闷、胸痛、肩背痛	胸前壁的外上方，云门下1寸，平第1肋间隙，距前正中线6寸
云门	咳嗽、气喘、胸痛、肩关节内侧痛	胸前壁的外上方，肩胛骨喙突上方，锁骨下窝凹陷处，前正中线旁开6寸
天府	气喘、瘿气、鼻衄、上臂内侧痛	臂内侧面，肱二头肌桡侧缘，腋前纹头下3寸处
侠白	咳嗽、气喘、干呕、烦满、上臂内侧痛	臂内侧面，肱二头肌桡侧缘，腋前纹头下4寸或肘横纹上5寸处
尺泽	咳嗽、气喘、咯血、潮热、咽喉肿痛、胸部胀满、小儿惊风、吐泻、肘臂挛痛	肘横纹中，肱二头肌腱桡侧凹陷处
孔最	咳嗽、气喘、咯血、咽喉肿痛、肘臂挛痛、痔疾	在前臂掌面桡侧，尺泽与太渊连线上，腕横纹上7寸
列缺	咳嗽、气喘、咽喉肿痛、半身不遂、牙痛、偏头痛、颈项强痛、口眼㖞斜	在前臂桡侧缘，桡骨茎突上方，腕横纹上1.5寸处
经渠	咳嗽、气喘、胸痛、手腕痛	在前臂掌面桡侧，桡骨茎突与桡动脉之间凹陷处，腕横纹上1寸
太渊	咳嗽、气喘、咯血、无脉症、咽喉肿痛、手腕痛、胸痛	腕掌侧横纹桡侧，桡动脉搏动处
鱼际	咳嗽、咯血、发热、咽喉肿痛、失音、掌中热、乳痛	在第1掌指关节后凹陷处，第1掌骨中点桡侧，赤白肉际处

续表

穴名	主 治 功 效	定 位
少商	咽喉肿痛、中风昏迷、中暑呕吐、咳嗽、小儿惊风、癫狂、鼻衄	拇指末节桡侧，距指甲角侧上方 0.1 寸处

二、手阳明大肠经

穴名	主 治 功 效	定 位
商阳	咽喉肿痛、耳鸣、耳聋、中风昏迷、热病、无汗、下齿痛、青盲	示指末节桡侧，距指甲角 0.1 寸
二间	齿痛、咽喉肿痛、口眼歪斜、目痛、热病	微握拳，第 2 掌指关节前，桡侧凹陷处
三间	咽喉肿痛、齿痛、身热、腹胀、肠鸣	微握拳，示指第 2 掌指关节后，桡侧凹陷处
合谷	头痛、齿痛、目赤肿痛、咽喉肿痛、失音、半身不遂、腮腺炎、疔疮、经闭、牙关紧闭、耳鸣、耳聋、无汗、多汗、鼻衄、发热恶寒、瘾疹、疟疾、小儿惊风、口眼㖞斜、腹痛	手背第 1、2 掌骨间，第 2 掌骨桡侧的中点处
阳溪	头痛、耳鸣、耳聋、咽喉肿痛、腕背痛、齿痛	腕背横纹桡侧，拇指翘起时，拇短伸肌腱与拇长伸肌腱之间的凹陷处
偏历	耳鸣、耳聋、目赤、鼻衄、喉痛、手臂酸痛	屈肘，在前臂背面桡侧阳溪与曲池的连线上，腕横纹上 3 寸
温溜	头痛、面肿、咽喉肿痛、肩背酸痛、疔疮、肠鸣腹痛、吐舌	屈肘，在前臂背面桡侧，阳溪与曲池的连线上，腕横纹上 5 寸
下廉	头痛、眩晕、半身不遂、腹痛、目痛、腹胀、肘臂痛	在前臂背面桡侧，阳溪与曲池的连线上，肘横纹下 4 寸
上廉	头痛、肩臂酸痛麻木、腹痛、肠鸣、腹泻、半身不遂	在前臂背面桡侧，阳溪与曲池的连线上，肘横纹下 3 寸
手三里	肘臂疼痛、上肢瘫痪麻木、腹痛、肠鸣、腹泻、齿痛、失音	在前臂背面桡侧，阳溪与曲池的连线上，肘横纹下 2 寸

续表

穴名	主 治 功 效	定 位
曲池	热病、半身不遂、风疹、手臂肿痛无力、痢疾、齿痛、瘰疬、咽喉肿痛、目赤肿痛、腹痛吐泻、癫狂、高血压	肘横纹外侧端，屈肘，尺泽与肱骨外上髁，连线中点
肘髎	肘臂部酸痛、麻木、嗜卧	在肘区，肱骨外上髁上缘，髁上嵴的前缘
手五里	肘臂疼痛、瘰疬	曲池与肩髃连线上，曲池上3寸
臂臑	瘰疬、肩背疼痛、目疾、颈项拘挛	在臂外侧，三角肌止点处，曲池与肩髃连线上，曲池上7寸
肩髃	肩背疼痛、半身不遂、手臂挛急、瘰疬、瘾疹	肩峰前下方，肩峰与肱骨大结节之间凹陷处
巨骨	肩背及上臂疼痛、上臂伸展及抬举不便、瘿气、瘰疬	在肩上部，锁骨肩峰端与肩胛冈之间凹陷处
天鼎	咽喉肿痛、暴喑、气哽、梅核气、瘰疬	以颈外侧部，胸锁乳突肌后缘，喉结旁，扶突穴与缺盆连线中点
扶突	咳嗽、气喘、咽喉肿痛、暴喑、瘰疬、瘿气	颈外侧部，喉结旁，胸锁乳突肌前、后缘之间
口禾髎	口喎、鼻塞不通、鼻衄	在鼻孔外缘直下，水沟穴旁0.5寸
迎香	鼻塞不通、口喎、鼻衄、面痒、鼻息肉	鼻翼外缘中点旁，鼻唇沟中

三、足阳明胃经

穴名	主 治 功 效	定 位
承泣	眼睑眮动、目赤肿痛、夜盲、口眼喎斜、迎风流泪	瞳孔直下，眼球与眶下缘之间
四白	目赤痛痒、目翳、头面疼痛、眼睑眮动、迎风流泪、口眼喎斜	瞳孔直下，眶下孔凹陷处
巨髎	口眼喎斜、眼睑眮动、鼻衄、齿痛、面痛	瞳孔直下，平鼻翼下缘处

穴名	主治功效	定位
地仓	口眼喎斜、齿痛、唇缓不收、流泪	口角外侧约 0.4 寸，上直对瞳孔
大迎	牙关紧闭、齿痛、口喎、颊肿、面肿、面痛、唇吻瞤动	下颌角前方，咬肌附着部前缘，面动脉搏动处
颊车	口眼喎斜、颊肿、齿痛、牙关紧闭、面肌痉挛（中风后遗症、颜面神经麻痹）	下颌角前上方约一横指（中指），咀嚼时咬肌隆起，按之凹陷处
下关	牙关紧闭、下颌疼痛、口喎、齿痛、面痛、耳聋、耳鸣	颧弓与下颌切迹的凹陷中
头维	头痛、目眩、迎风流泪、眼睑瞤动、目痛、视物不明	额角发际上 0.5 寸，头正中线旁 4.5 寸
人迎	咽喉肿痛、高血压、瘰疬、饮食难下、胸满气喘、头痛	颈部喉结旁 1.5 寸，胸锁乳突肌前缘，颈总动脉搏动处
水突	咳逆上气、喘息不得卧、咽喉肿痛、瘰疬、瘿瘤、呃逆	胸锁乳突肌前缘，人迎与气舍连线的中点
气舍	咽喉肿痛、颈项强痛、喘息、瘿气、瘰疬、呃逆	锁骨内侧端上缘，胸锁乳突肌的胸骨头与锁骨头之间
缺盆	咳嗽、气喘、咽喉肿痛、瘰疬、缺盆中痛	锁骨上窝中央，距前正中线 4 寸
气户	咳嗽、胸痛、呃逆、胁肋疼痛	锁骨中点下缘，距前正中线 4 寸
库房	咳嗽、胸痛、胁胀、气喘	在第 1 肋间隙，距前正中线 4 寸
屋翳	咳嗽气喘、胸痛、乳痛、身肿、皮肤疼痛	在第 2 肋间隙，距前正中线 4 寸
膺窗	咳嗽、气喘、胸痛、乳痛	在第 3 肋间隙，距前正中线 4 寸
乳中	无	第 4 肋间隙，乳头中央，距前正中线 4 寸
乳根	乳痛、乳汁少、胸痛、咳嗽、呃逆	乳房根部，第 5 肋间隙，距前正中线 4 寸
不容	呕吐、胃痛、腹胀、食欲减退	脐中上 6 寸，前正中线旁开 2 寸

穴名	主治功效	定位
承满	胃痛、呕吐、腹胀、肠鸣、食欲减退	脐中上5寸，前正中线旁开2寸
梁门	胃痛、呕吐、腹胀、食欲减退、大便溏薄	脐中上4寸，前正中线旁开2寸
关门	腹痛、腹胀、肠鸣泄泻、食欲减退、水肿	脐中上3寸，前正中线旁开2寸
太乙	腹痛、腹胀、心烦、癫狂	脐中上2寸，前正中线旁开2寸
滑肉门	癫狂、呕吐、胃痛	脐中上1寸，前正中线旁开2寸
天枢	腹痛、腹胀、肠鸣泄泻、痢疾、便秘、疝气、水肿、月经不调、肠痈、热病	与脐平行，旁开2寸
外陵	腹痛、疝气、痛经	脐中下1寸，前正中线旁开2寸
大巨	小腹胀满、小便不利、遗精、惊悸不眠、疝气、早泄	脐中下2寸，前正中线旁开2寸
水道	小腹胀满、腹痛、痛经、小便不利	脐中下3寸，前正中线旁开2寸
归来	少腹疼痛、经闭、痛经、子宫下垂、小便不利、疝气、茎中痛	脐中下4寸，前正中线旁开2寸
气冲	少腹痛、疝气、腹股沟疼痛	脐中下5寸，前正中线旁开2寸
髀关	髀股痿痹、下肢不遂、筋急不得屈、腰腿疼痛	髂前上棘与髌底外侧端的连线上，屈股时，平会阴，缝匠肌外侧端凹陷处
伏兔	腿痛、下肢不遂、脚气、疝气、腹胀	髂前上棘与髌底外侧端的连线上，髌底上6寸
阴市	膝关节痛、下肢屈伸不利、腹胀、腹痛、下肢不遂、腰痛	髂前上棘与髌底外侧端的连线上，髌底上3寸
梁丘	胃痛，膝关节肿痛、屈伸不利，乳痈	髂前上棘与髌底外侧端的连线上，髌底上2寸
犊鼻	膝痛、关节屈伸不利、脚气	屈膝，髌骨与髌韧带外侧凹陷中

续表

穴名	主 治 功 效	定 位
足三里	胃痛、呕吐、腹胀、肠鸣、消化不良、下肢痿痹、虚劳羸瘦、下肢不遂、疳积、泄泻、便秘、痢疾、脚气、心悸、气短、水肿、中风、癫狂	犊鼻下3寸,距胫骨前缘一横指(中指)
上巨虚	腹痛、腹胀、痢疾、便秘、肠痈、脚气、下肢痿痹、中风瘫痪	犊鼻下6寸,距胫骨前缘一横指(中指)
条口	肩臂不得举、下肢冷痛、跗肿、转筋、脘腹疼痛	犊鼻下8寸,距胫骨前缘一横指(中指)
下巨虚	小腹痛、大便脓血、乳痛、下肢痿痹、泄泻	犊鼻下9寸,距胫骨前缘一横指(中指)
丰隆	咳嗽痰多、哮喘、胸痛、头痛、便秘、癫狂、痫证、下肢痿痹、呕吐、咽喉肿痛	外踝尖上8寸,条口外,距胫骨前缘2横指(中指)
解溪	头痛、眩晕、癫狂、腹胀、便秘、目赤、胃热、谵语、下肢痿痹	足背与小腿交界处的横纹中央凹陷处,踇长伸肌腱与趾长伸肌腱之间
冲阳	胃痛腹胀、口眼㖞斜、面肿齿痛、脚背红肿、足痿无力	踇长伸肌腱与趾长伸肌腱之间,足背动脉搏动处
陷谷	面目水肿、肠鸣腹泻、足背肿痛、热病、目赤肿痛	足背第2、3跖骨接合部前方凹陷处
内庭	上齿痛、口㖞、喉痹、鼻衄、腹痛、腹胀、泄泻、足背肿痛、热病、胃痛吐酸、痢疾	足背第2、3间,趾蹼缘后方赤白肉际处
厉兑	面肿、齿痛、口㖞、鼻衄、胸腹胀满、癫狂、热病、多梦	第2足趾末节外侧,趾甲角旁0.1寸(指寸)

四、足太阴脾经

穴名	主治功效	定位
隐白	腹胀、便血、尿血、崩漏、月经过多、多梦、惊风、昏厥、胸痛、癫狂	足大趾末节内侧，距趾甲角0.1寸
大都	腹胀、胃痛、消化不良、泄泻、便秘、心痛、体重肢肿、心烦、热病无汗	在足内侧缘，当第一跖趾关节前下方赤白肉际凹陷处
太白	胃痛、腹胀、腹痛、肠鸣、呕吐、泄泻、脚气、便秘、痔疾、痢疾、体重节痛	第1跖骨头后缘赤白肉际凹陷处
公孙	胃痛、呕吐、饮食不化、肠鸣、腹胀、发狂妄言、腹痛、痢疾、泄泻、心烦失眠、水肿、脚气、嗜卧	第1跖骨基底部前下方赤白肉际处
商丘	腹胀、肠鸣、泄泻、便秘、饮食不化、黄疸、癫狂、怠惰嗜卧、小儿癫痫、咳嗽、痔疾、足踝痛	内踝前下缘凹陷处，舟骨粗隆与内踝尖连线中点处
三阴交	肠鸣、泄泻、月经不调、赤白带下、足痿痹痛、崩漏、不孕、阴挺、经闭、饮食不化、恶露不尽、痛经、难产、产后血晕、高血压、神经性皮炎、遗精、阳痿、早泄、阴茎痛、湿疹、荨麻疹、水肿、小便不利、腹胀、失眠、疝气、遗尿、脚气	内踝尖上3寸，胫骨内侧缘后方
漏谷	腹胀、肠鸣、腰膝厥冷、小便不利、下肢痿痹、遗精	内踝尖与阴陵泉的连线上，距内踝尖6寸
地机	腹痛、泄泻、小便不利、水肿、月经不调、遗精、腰痛不可俯仰、食欲减退	内踝尖与阴陵泉的连线上，阴陵泉下3寸
阴陵泉	腹胀、水肿、小便不利或失禁、阴茎痛、膝痛、黄疸、遗精、妇人阴痛	胫骨内侧髁后下方凹陷处
血海	月经不调、痛经、经闭、崩漏、瘾疹、丹毒、皮肤瘙痒、小便淋漓、股内侧痛	屈膝，髌骨内侧端上2寸，股四头肌内侧头的隆起处
箕门	小便不通、五淋、遗溺、腹股沟肿痛	血海与冲门连线上，血海上6寸

续表

穴名	主 治 功 效	定 位
冲门	腹痛、疝气、痔疾、崩漏、带下	腹股沟外侧，平耻骨联合上缘中点3.5寸，髂外动脉搏动处的外侧
府舍	腹痛、疝气、积聚	脐中下4寸，冲门外上方0.7寸，前正中线旁开4寸
腹结	腹痛、腹泻、大便秘结	在下腹部，大横下1.3寸，距前正中线4寸
大横	腹痛、腹泻、大便秘结	脐中旁开4寸
腹哀	腹痛、泄泻、痢疾、便秘、消化不良	前正中线旁开4寸，脐中上3寸
食窦	胸胁胀痛、嗳气、反胃、腹胀、水肿	在胸外侧部平，第5肋间隙，距前正中线6寸
天溪	胸痛、咳嗽、乳痛、乳汁少	在胸侧部，平第4肋间隙，前正中线旁开6寸
胸乡	胸胁胀痛	在第3肋间隙，前正中线旁开6寸
周荣	胸胁胀满、咳嗽、气喘、胁痛	在第2肋间隙，前正中线旁开6寸
大包	咳嗽、气喘、胸胁胀满、四肢无力、全身疼痛、胁肋痛	在第6肋间隙，侧胸部腋中线处

五、手少阴心经

穴名	主 治 功 效	定 位
极泉	上肢不遂、心痛、胸闷、胁肋胀痛、瘰疬、肩臂疼痛、咽干烦渴	腋窝正中，腋动脉搏动处
青灵	目黄、头痛、振寒、胁痛、肩臂痛	极泉与少海的连线上，肘横纹上3寸，肱二头肌的内侧沟中
少海	心痛、手颤、健忘、暴喑、瘰疬、腋胁痛、肘臂屈伸不利、臂麻酸痛	屈肘，肘横纹内侧端与肱骨内上髁连线中点处
灵道	心痛、心悸怔忡、舌强不语、头昏目眩、肘臂挛痛、暴喑	尺侧腕屈肌腱桡侧缘，腕横纹上1.5寸

穴名	主治功效	定位
通里	暴喑、舌强不语、心悸怔忡、腕臂痛	尺侧腕屈肌腱桡侧缘，腕横纹上1寸
阴郄	心痛、惊恐、心悸、吐血、衄血、失语、骨蒸盗汗	尺侧腕屈肌腱桡侧缘，腕横纹上0.5寸
神门	心痛、心烦、健忘、失眠、惊悸、怔忡、痴呆、头痛、眩晕、目黄、胁痛、癫狂、痫证、呕血、掌中热、失音、吐血	腕掌侧横纹尺侧端，尺侧腕屈肌腱的桡侧凹陷处
少府	手小指拘急、心悸、胸痛、遗尿、阴痒、小便不利、掌中热、阴痛、善惊	在手掌面，第4、5掌骨之间，握拳时小指尖处
少冲	心悸、心痛、癫狂、热病、臂内后廉痛、中风昏迷	小指末节内侧，距指甲角0.1寸（指寸）

六、手太阳小肠经

穴名	主治功效	定位
少泽	头痛、目翳、咽喉肿痛、乳痈、耳鸣、耳聋、热病、乳汁少、昏迷、肩臂外后侧疼痛	小指末节尺侧，距指甲角0.1寸（指寸）
前谷	热病汗不出、癫狂、痫证、耳鸣、头痛、目痛、咽喉肿痛、乳少、疟疾	在手掌尺侧，微握拳，第5掌指关节前的掌指横纹头赤白肉际处
后溪	头项强痛、耳聋、热病、疟疾、癫狂、盗汗、目赤、目眩、咽喉肿痛	第5掌指关节后的远侧掌指横纹头赤白肉际处
腕骨	头痛、项强、目翳、指挛腕痛、胁痛、疟疾、热病汗不出、耳聋、耳鸣	在手掌尺侧，第5掌骨基底与钩骨之间的凹陷处，赤白肉际
阳谷	头痛、目眩、耳鸣、耳聋、热病、癫狂、腕痛	在手掌尺侧，尺骨茎突与三角骨之间的凹陷处
养老	目视不明、肩背肘臂疼痛	在前臂背面尺侧，尺骨小头近端桡侧凹陷中
支正	项强、肘挛、手指痛、头痛、热病、消渴、目眩、好笑善忘	在前臂背面尺侧，阳谷与小海连线上，腕背横纹上5寸

穴名	主治功效	定位
小海	肘臂疼痛、癫痫、耳鸣、耳聋	尺骨鹰嘴与肱骨内上髁之间的凹陷处
肩贞	肩胛痛、手臂麻痛、上肢不举、缺盆中痛	肩关节后下方，臂内收时，腋后纹头上1寸（指寸）
臑俞	肩臂疼痛、瘰疬	臂内收，腋后纹头直上，肩胛冈下缘凹陷中
天宗	肩胛疼痛、肘臂外后侧痛、气喘、乳痛	在肩胛部，肩胛冈下窝中央凹陷处，平第4胸椎
秉风	肩臂疼痛、上肢酸麻	在肩胛部，肩胛冈上窝中央，天宗直上，举臂凹陷处
曲垣	肩胛疼痛	在肩胛部，肩胛冈上窝内侧端，臑俞与第2胸椎棘突连线的中点处
肩外俞	肩臂酸痛、颈项强急	第1胸椎棘突下旁开3寸
肩中俞	肩臂疼痛、咳嗽、哮喘	第7颈椎棘突下旁开2寸
天窗	耳鸣、耳聋、咽喉肿痛、颈项强痛、癫狂、暴喑、瘾疹	在颈外侧部，扶突穴后，胸锁乳突肌后缘，与喉结相平
天容	耳鸣、耳聋、咽喉肿痛、颈项强痛	以颈外侧部，下颌角后方，胸锁乳突肌前缘凹陷中
颧髎	口眼歪斜、眼睑瞤动、齿痛、唇肿	目外眦直下，颧骨下缘凹陷中
听宫	耳鸣、耳聋、聤耳、齿痛、癫狂	耳屏前，下颌骨髁突的后方，张口呈凹陷处

七、足太阳膀胱经

穴名	主治功效	定位
睛明	目赤肿痛、迎风流泪、胬肉攀睛、近视、夜盲、色盲、目翳、目视不明	目内眦角稍上方凹陷处

续表

穴名	主治功效	定位
攒竹	前额痛、眉棱骨痛、目眩、目视不明、面瘫、近视、眼睑眴动、目赤肿痛	眉头凹陷中，眶上切迹处
眉冲	痫证、头痛、眩晕、目视不明、鼻塞	攒竹直上入发际 0.5 寸，神庭与曲差连线之间
曲差	头痛、头晕、目视不明、目痛、鼻塞	前发际正中直上 0.5 寸，旁开 1.5 寸
五处	头痛、目眩、目视不明	前发际正中直上 1 寸，旁开 1.5 寸
承光	头痛、目眩、呕吐、烦心、目视不明、癫痫、鼻塞、多涕	前发际正中直上 2.5 寸，旁开 1.5 寸
通天	头痛、头重、眩晕、鼻塞、鼻渊	前发际正中直上 4 寸，旁开 1.5 寸
络却	眩晕、耳鸣、鼻塞、癫狂、痫证、目视不明	前发际正中直上 5.5 寸，旁开 1.5 寸
玉枕	头痛、目痛、鼻塞	后发际正中直上 2.5 寸，旁开 1.3 寸，平枕外隆凸上缘的凹陷处
天柱	头痛、项强、眩晕、目赤肿痛、肩背痛、鼻塞	斜方肌外缘后发际凹陷中，后发际正中旁开 1.3 寸
大杼	咳嗽、发热、头痛、肩背痛、颈项拘急	第 1 胸椎棘突下，旁开 1.5 寸
风门	伤风、咳嗽、发热头痛、鼻塞、多涕、目眩、胸背痛、项强	第 2 胸椎棘突下，旁开 1.5 寸
肺俞	咳嗽、气喘、胸满、背痛、潮热、盗汗、吐血、鼻塞、骨蒸	第 3 胸椎棘突下，旁开 1.5 寸
厥阴俞	心痛、心悸、胸闷、咳嗽、呕吐	第 4 胸椎棘突下，旁开 1.5 寸
心俞	癫狂、痫证、惊悸、失眠、健忘、咳嗽、心烦、吐血、梦遗、心痛、胸背痛	第 5 胸椎棘突下，旁开 1.5 寸
督俞	心痛、腹痛、腹胀、肠鸣、呃逆	第 6 胸椎棘突下，旁开 1.5 寸
膈俞	胃脘痛、呕吐、呃逆、饮食不化、咳嗽、潮热、盗汗、吐血	第 7 胸椎棘突下，旁开 1.5 寸

续表

穴名	主治功效	定位
肝俞	黄疸、胁痛、吐血、目赤、目视不明、夜盲、癫狂、痫证、背痛、眩晕	第9胸椎棘突下，旁开1.5寸
胆俞	黄疸、胁痛、呕吐、饮食不化、口苦	第10胸椎棘突下，旁开1.5寸
脾俞	腹胀、泄泻、呕吐、胃痛、消化不良、背痛、黄疸、水肿	第11胸椎棘突下，旁开1.5寸
胃俞	胃脘痛、腹胀呕吐、完谷不化、胸胁痛、肠鸣	第12胸椎棘突下，旁开1.5寸
三焦俞	胃脘痛、腹胀呕吐、完谷不化、胸胁痛、肠鸣	第1腰椎棘突下，旁开1.5寸
肾俞	遗精、阳痿、早泄、不孕、月经不调、头昏、白带、耳鸣、耳聋、小便不利、腰背酸痛、水肿、不育、遗尿、喘咳、少气	第2腰椎棘突下，旁开1.5寸
气海俞	腰痛、痛经、肠鸣、痔疾	第3腰椎棘突下，旁开1.5寸
大肠俞	腰脊疼痛、腹痛、腹胀、泄泻、便秘、痢疾	第4腰椎棘突下，旁开1.5寸
关元俞	腹胀、泄泻、小便不利、遗尿、消渴、腰痛	第5腰椎棘突下，旁开1.5寸
小肠俞	遗精、遗尿、白带、小腹胀痛、腰腿痛、泄泻、痢疾	骶正中嵴旁开1.5寸，平第1骶后孔
膀胱俞	遗精、遗尿、小便不利、泄泻、腰骶部疼痛	骶正中嵴旁开1.5寸，平第2骶后孔
中膂俞	腰脊痛、消渴、痢疾	骶正中嵴旁开1.5寸，平第3骶后孔
白环俞	腰腿痛、白带、遗精、月经不调	骶正中嵴旁开1.5寸，平第4骶后孔
上髎	腰痛、月经不调、带下、大小便不利、遗精、阳痿	髂后上棘与后正中线之间，适对第1骶后孔处
次髎	腰痛、月经不调、遗精、遗尿、小便不利、下肢痿痹	髂后上棘与后正中线之间，适对第2骶后孔处

续表

穴名	主治功效	定位
中髎	腰痛、月经不调、小便不利、赤白带下、便秘	髂后上棘与后正中线之间，适对第3骶后孔处
下髎	腰痛、小便不利、肠鸣、便秘、小腹痛	髂后上棘与后正中线之间，适对第4骶后孔处
会阳	阳痿、遗精、带下、痢疾、泄泻、痔疾、脱肛	尾骨端旁开0.5寸
承扶	腰骶臀股部疼痛、痔疾、瘘痹	臀下横纹中点
殷门	腰腿痛、下肢痿痹	承扶与委中连线上，承扶下6寸
浮郄	膝腘部疼痛、麻木、挛急	腘横纹外侧端，委阳上1寸，股二头肌腱的内侧
委阳	腹满、小便不利、腰脊强痛、下肢挛痛	腘横纹外侧端，股二头肌腱的内侧
委中	腰痛、下肢痿痹、半身不遂、腹痛、遗尿、呕吐、腹泻、中风昏迷、小便不利、丹毒	腘横纹中点，股二头肌腱与半腱肌肌腱的中间
附分	肩背拘急、颈项强痛、肘臂麻木	第2胸椎棘突下，旁开3寸
魄户	咳嗽、气喘、肺结核、肩背痛	第3胸椎棘突下，旁开3寸
膏肓	咳嗽、气喘、吐血、盗汗、肩胛背痛、遗精、肺结核、健忘	第4胸椎棘突下，旁开3寸
神堂	咳嗽、气喘、胸闷、背痛	第5胸椎棘突下，旁开3寸
谚语	咳嗽、气喘、肩背痛、疟疾、热病	第6胸椎棘突下，旁开3寸
膈关	呕吐、嗳气、饮食不化、胸闷、脊背强痛	第7胸椎棘突下，旁开3寸
魂门	胸胁痛、呕吐、背痛	第9胸椎棘突下，旁开3寸
阳纲	肠鸣、泄泻、黄疸、消渴、腹痛	第10胸椎棘突下，旁开3寸
意舍	腹胀、肠鸣、呕吐、饮食不化	第11胸椎棘突下，旁开3寸
胃仓	胃脘痛、腹胀、消化不良、水肿、背痛	第12胸椎棘突下，旁开3寸
肓门	腹痛、便秘、乳疾、痞块	第1腰椎棘突下，旁开3寸

续表

穴名	主 治 功 效	定 位
志室	遗精、阳痿、阴痛、小便不利、腰脊强痛、水肿	第2腰椎棘突下，旁开3寸
胞肓	肠鸣、腹痛、腰痛、小便不利、阴肿	平第2骶后孔，骶正中嵴旁开3寸
秩边	腰腿痛、下肢痿痹、阴痛、痔疾，与支沟配合，可治习惯性便秘	平第4骶后孔，骶正中嵴旁开3寸
合阳	腰脊强痛、下肢痿痹、疝气、崩漏	委中与承山的连线上，委中下2寸
承筋	小腿痛、霍乱转筋、痔疾、腰背拘急	委中与承山的连线上，腓肠肌肌腹中央，委中下5寸
承山	腰背痛、小腿转筋、痔疾、便秘、疝气、腹痛	委中与昆仑之间，伸直小腿或足跟上提时腓肠肌肌腹下出现的三角形凹陷处
飞扬	头痛、目眩、鼻塞、鼻衄、腰背痛、痔疾、腿软无力、癫狂	外踝后，昆仑直上7寸，承山外下方1寸处
跗阳	头重、头痛、腰腿痛、下肢瘫痪、外踝红肿	外踝后，昆仑直上3寸
昆仑	头痛、项强、目眩、鼻衄、疟疾、腰痛、脚跟痛、小儿痫证、难产、肩背拘急	外踝尖与跟腱之间凹陷处
仆参	下肢痿弱、足跟痛、霍乱转筋、脚气、膝肿、癫痫	外踝后下方，昆仑直下，跟骨外侧，赤白肉际处
申脉	痫证、癫狂、头痛、失眠、眩晕、目赤痛、项强、腰痛	足外侧部，外踝直下方凹陷处
金门	癫痫、小儿惊风、腰痛、下肢痹痛	在足外侧，外踝前缘直下，骰骨下缘处
京骨	头痛、项强、腰腿痛、癫痫、目翳	第5跖骨粗隆下方，赤白肉际处
束骨	头痛项强、癫狂、腰背痛、下肢后侧痛、目眩	第5跖趾关节后方，赤白肉际处
足通谷	头痛、项强、癫狂、目眩、鼻衄	第5跖趾关节前方，赤白肉际处
至阴	头痛、鼻塞、鼻衄、目痛、胞衣不下、难产、胎位不正	足小趾末节外侧，趾甲角旁0.1寸(指寸)

八、足少阴肾经

穴名	主治功效	定位
涌泉	头痛、头晕、小便不利、便秘、小儿惊风、痫证、昏厥、足心热	足底前1/3凹陷处
然谷	月经不调、下肢痿痹、小便不利、泄泻、口噤、胸胁胀痛、咯血、小儿脐风、足跗痛、带下、遗精、黄疸	在足内侧缘，足舟骨粗隆下方，赤白肉际处
太溪	头痛目眩、咽喉肿痛、齿痛、耳聋、消渴、气喘、胸痛咯血、月经不调、内踝肿痛、失眠健忘、遗精、下肢厥冷、小便频数、腰脊痛、阳痿	在足内，内踝后方，内踝尖与跟腱之间的凹陷处
大钟	咯血、腰脊强痛、痴呆、嗜卧、月经不调、足跟痛	在足内，内踝后方，跟腱附着部的内侧前方凹陷处
水泉	月经不调、痛经、小便不利、头昏、腹痛	在足内，内踝后方，太溪直下1寸，跟骨结节内侧凹陷处
照海	小便不利、小便频数、咽干咽痛、目赤肿痛、失眠、月经不调、痛经、赤白带下、痫证	在足内侧，内踝尖下方凹陷处
复溜	腰脊强痛、肠鸣、水肿、腹胀、腿肿、足痿、身热无汗、盗汗、泄泻	跟腱前缘，太溪直上2寸
交信	月经不调、崩漏、阴挺、泄泻、大便难、睾丸肿痛、五淋、疝气、阴痒、泻痢赤白，膝、股、腘内廉痛	在小腿内侧，太溪直上2寸，复溜前0.5寸，胫骨内侧缘后方
筑宾	癫狂、痫证、呕吐、疝气、小腿内侧痛	太溪与阴谷连线上，太溪上5寸，腓肠肌肌腹的内下方
阴谷	阳痿、疝气、月经不调、崩漏、膝股内侧痛、癫狂、阴中痛、小便难	屈膝时，腘窝内侧半腱肌肌腱与半膜肌肌腱之间
横骨	少腹胀痛、遗精、阳痿、遗尿、小便不利、疝气	脐中下5寸，前正中线旁开0.5寸
大赫	阴挺、遗精、带下、月经不调、痛经、泄泻	脐中下4寸，前正中线旁开0.5寸
气穴	月经不调、带下、小便不利、泄泻	脐中下3寸，前正中线旁开0.5寸

续表

穴名	主 治 功 效	定 位
四满	月经不调、带下、遗精、遗尿、疝气、水肿、便秘、腹痛	脐中下 2 寸，前正中线旁开 0.5 寸
中注	月经不调、腹痛、便秘、泄泻	脐中下 1 寸，前正中线旁开 0.5 寸
肓俞	腹痛、腹胀、呕吐、便秘、泄泻	脐中旁开 0.5 寸
商曲	腹痛、便秘、泄泻	脐中上 2 寸，前正中线旁开 0.5 寸
石关	呕吐、腹痛、便秘、不孕	脐中上 3 寸，前正中线旁开 0.5 寸
阴都	腹痛、腹泻、月经不调、不孕、便秘	脐中上 4 寸，前正中线旁开 0.5 寸
腹通谷	腹痛、腹胀、呕吐	脐中上 5 寸，前正中线旁开 0.5 寸
幽门	腹痛、腹胀、呕吐、泄泻	脐中上 6 寸，前正中线旁开 0.5 寸
步廊	胸痛、咳嗽、气喘、呕吐、乳痈	胸部第 5 肋间隙，前正中线旁开 2 寸
神封	咳嗽、气喘、胸胁支满、呕吐、不嗜食、乳痈	胸部第 4 肋间隙，前正中线旁开 2 寸
灵墟	咳嗽、气喘、痰多、胸胁胀痛、呕吐、乳痈	胸部第 3 肋间隙，前正中线旁开 2 寸
神藏	咳嗽、气喘、胸痛、呕吐、不嗜食、烦满	胸部第 2 肋间隙，前正中线旁开 2 寸
彧中	咳嗽、气喘、胸胁胀满、不嗜食	胸部第 1 肋间隙，前正中线旁开 2 寸
俞府	咳嗽、气喘、胸痛、呕吐、不嗜食	锁骨下缘，前正中线旁开 2 寸

九、手厥阴心包经

穴名	主 治 功 效	定 位
天池	咳嗽、气喘、胸闷、心烦、胁肋疼痛	第 4 肋间隙，乳头外 1 寸，前正中线旁开 5 寸
天泉	心痛、咳嗽、胸胁胀痛、臂痛	腋前纹头下 2 寸，肱二头肌长、短头之间

续表

穴名	主 治 功 效	定 位
曲泽	心痛、心悸、胃痛、呕吐、泄泻、热病、肘臂挛痛	肘横纹中，肱二头肌腱尺侧缘
郄门	心痛、胸痛、呕血、咯血、癫痫	曲泽与大陵的连线上，腕横纹上5寸
间使	心痛、心悸、胃痛、呕吐、热病、疟疾、癫狂病、臂痛	曲泽与大陵的连线上，腕横纹上3寸，掌长肌腱与桡侧腕屈肌腱之间
内关	心痛、心悸、胸闷、胸痛、胃痛、偏头痛、呃逆、癫痫、热病、偏瘫、眩晕、呕吐、失眠、上肢痹痛	曲泽与大陵的连线上，腕横纹上2寸，掌长肌腱与桡侧腕屈肌腱之间
大陵	心痛、心悸、胃痛、呕吐、癫狂、疮疡、桡腕关节疼痛、胸胁痛	掌长肌腱与桡侧腕屈肌腱之间，腕掌横纹中点处
劳宫	心痛、呕吐、癫狂病、口疮、口臭	掌心横纹中，第2、3掌骨间，握拳屈指时中指指尖处
中冲	心痛、昏迷、舌强肿痛、热病、小儿夜啼、中暑、昏厥	手中指末节尖端中央

十、手少阳三焦经

穴名	主 治 功 效	定 位
关冲	头痛、目赤、耳聋、喉痹、热病、昏厥	环指末节尺侧，距指甲角0.1寸
液门	手臂痛、头痛、耳聋、耳鸣、喉痹、疟疾、目赤	在手背，第4、5指间，指蹼缘后方赤白肉际处
中渚	手指不能屈伸、头痛、目赤、耳聋、耳鸣、喉痹、热病	手背部环指掌指关节的后方，第4、5掌骨间凹陷处
阳池	目赤肿痛、耳聋、喉痹、疟疾、消渴、腕痛	腕背横纹中，指总伸肌腱尺侧缘凹陷处

续表

穴名	主治功效	定位
外关	热病、头痛、颊痛、目赤肿痛、耳鸣、耳聋、瘰疬、上肢痹痛、胁肋痛	在前臂背侧，阳池与肘尖的连线上，腕背横纹上2寸，尺骨与桡骨之间
支沟	耳鸣、耳聋、暴喑、瘰疬、胁肋痛、便秘、热病	在前臂背侧，阳池与肘尖的连线上，腕背横纹上3寸，尺骨与桡骨之间
会宗	耳聋、癫痫、上肢痹痛	在前臂背侧，腕背横纹上3寸，支沟尺侧，尺骨桡侧缘
三阳络	耳聋、暴喑、齿痛、上肢痹痛	在前臂背侧，腕背横纹上4寸，尺骨与桡骨之间
四渎	耳聋、暴喑、齿痛、上臂痛	在手臂背侧，阳池与肘尖的连线上，尺骨鹰嘴下5寸，尺骨与桡骨之间
天井	偏头痛、耳聋、瘰疬、胸胁痛、癫痫	屈肘，尺骨鹰嘴上1寸凹陷处
清冷渊	头痛、目黄、上肢痹痛	屈肘时肘尖直上2寸，天井上1寸
消泺	头痛、齿痛、项强、肩背痛	在臂外侧，清冷渊与臑会连线中点处
臑会	瘿气、瘰疬、上肢痹痛	肩髎与天井连线上，肩髎下3寸，三角肌后下缘
肩髎	臂痛、肩重不能举	在肩部、肩髃后方，当臂外展时，肩峰后下方呈现凹陷处
天髎	肩背痛、颈项强急	在肩胛部肩井穴与曲垣穴的中间，肩胛骨上角处
天牖	头痛、头晕、目痛、耳聋、瘰疬、项强	颈侧乳突后方直下，平下颌角，胸锁乳突肌后缘
翳风	耳聋、耳鸣、口眼喎斜、牙关紧闭、齿痛、颊肿、瘰疬	耳垂下方，乳突与下颌角之间凹陷处

续表

穴名	主 治 功 效	定 位
瘈脉	头痛、耳鸣、耳聋、小儿惊风	耳后乳突中央，角孙至翳风之间，沿耳轮连线的中、下 1/3 交点处
颅息	头痛、耳鸣、耳聋、小儿惊风	位于骨后，沿耳轮连线的中、上 1/3 交点处
角孙	颊肿、目翳、项强	折耳郭向前，耳尖直上入发际处
耳门	耳鸣、耳聋、聤耳、齿痛	耳屏上切迹的前方，下颌骨髁突后缘，张口有凹陷处
耳和髎	头痛、耳鸣、牙关紧闭、口㖞	鬓发后缘，平耳郭根之前方，颞浅动脉后缘
丝竹空	头痛、目赤肿痛、眼睑瞤动、齿痛、癫狂痛	眉梢凹陷处

十一、足少阳胆经

穴名	主 治 功 效	定 位
瞳子髎	头痛、目赤肿痛、目翳、青盲	目外眦旁 0.5 寸，眶骨外缘凹陷处
听会	耳鸣、耳聋、聤耳、面痛、齿痛、口㖞	耳屏间切迹的前方，下颌骨髁突后缘，张口有凹陷处
上关	偏头痛、耳鸣、耳聋、聤耳、齿痛、口噤、口眼歪斜	耳前，下关直上，颧弓上缘凹陷处
颔厌	偏头痛、目眩、耳鸣、齿痛、癫痫	头维与曲鬓弧形连线的上 1/4 与下 3/4 交点处
悬颅	偏头痛、目赤肿痛、齿痛	头维与曲鬓弧形连线的中点处
悬厘	偏头痛、目赤肿痛、耳鸣	头维与曲鬓弧形连线的上 3/4 与下 1/4 交点处
曲鬓	头痛、齿痛、牙关紧闭、暴喑	耳前鬓角发际后缘直的垂线与耳尖水平线交点处
率谷	偏头痛、眩晕、小儿急慢性惊风	耳尖直上入发际 1.5 寸，角孙直上方

穴名	主治功效	定位
天冲	头痛、牙龈肿痛、癫痫	耳根后缘直上，入发际2寸，率谷后0.5寸处
浮白	头痛、耳鸣、耳聋、目痛、瘿气	耳后乳突的后上方，天冲与完骨弧形连线的中1/3与上1/3交点处
头窍阴	头痛、耳鸣、耳聋	耳后乳突的后上方，天冲与完骨弧形连线的中1/3与下1/3交点处
完骨	头痛、颈项强痛、齿痛、口㖞、疟疾、癫痫	耳后乳突后下方凹陷处
本神	头痛、目眩、癫痫、小儿惊风	前发际上0.5寸，神庭与头维连线的内2/3与外1/3交点处
阳白	头痛、目眩、目痛、视物模糊、眼睑𥆧动	瞳孔直上，眉上1寸
头临泣	头痛、目痛、目眩、流泪、目翳、小儿惊痫、鼻渊、鼻塞	瞳孔直上入前发际0.5寸，神庭与头维连线的中点处
目窗	头痛、目赤肿痛、青盲、鼻塞、面部水肿、癫痫	前发际上0.5寸，头正中线旁开2.25寸
正营	头痛、目眩、唇吻强急、齿痛	前发际上2.5寸，头正中线旁开2.25寸
承灵	头痛、眩晕、目痛、鼻塞、鼽衄	前发际上4寸，头正中线旁开2.25寸
脑空	头痛、目眩、颈项强痛、癫狂痫	枕外隆凸上缘外侧，头正中线旁开2.25寸，平脑户穴
风池	头痛、眩晕、目赤肿痛、鼻渊、鼻衄、疟疾、耳鸣、耳聋、颈项强痛、感冒、癫痫、瘿气、中风、热病	胸锁乳突肌与斜方肌上端之间的凹陷处，平风府穴
肩井	头项强痛、肩背疼痛、上肢不遂、乳汁不下、乳痈、瘰疬、难产	大椎与肩峰端连线的中点
渊腋	胸满、胁痛、上肢痹痛、腋下肿	腋中线上，腋下3寸，第4肋间隙中

穴名	主治功效	定位
辄筋	胸满、胁痛、气喘、呕吐、吞酸	侧胸部，渊腋前1寸，第4肋间隙中
日月	呕吐、吞酸、胁肋疼痛、呃逆、黄疸	乳头直下，第7肋间隙，前正中线旁开4寸
京门	小便不利、水肿、腰痛、胁痛、腹痛、腹泻	侧腰部，章门后1.8寸，第12肋骨游离端下方
带脉	腰胁痛、月经不调、带下、腹痛、疝气、经闭	在侧腹部，章门下1.8寸，第11肋骨游离端下方垂线与脐水平线交点上
五枢	腹痛、赤白带下、疝气、腰胯痛、阴挺	在下腹部，髂前上棘前方，横平脐下3寸处
维道	阴挺、腹痛、赤白带下、疝气、腰胯痛	在侧腹部，髂前上棘的前下方，五枢穴前下方0.5寸
居髎	腰痛、下肢痿痹、瘫痪、疝气	髂前上棘与股骨大转子最高点连线中点处
环跳	腰胯疼痛、半身不遂、下肢痿痹	股骨大转子最凸点与骶管裂孔连线外1/3与中1/3交点处
风市	半身不遂、下肢痿痹、遍身瘙痒、脚气	腘横纹水平线上7寸，直立垂手时，中指指尖处
中渎	下肢痿痹麻木、半身不遂	大腿外侧，风市下2寸，腘横纹上5寸
膝阳关	膝腘肿痛挛急、小腿麻木	膝外侧，阳陵泉上3寸，股骨外上髁上方凹陷处
阳陵泉	胁痛、口苦、呕吐、半身不遂、下肢痿痹、小儿惊风、黄疸、脚气	腓骨头前下方凹陷处
阳交	胸胁胀满、下肢痿痹、癫狂	外踝尖上7寸，腓骨后缘
外丘	颈项强痛、胸胁胀满、下肢痿痹、癫狂	外踝尖上7寸，腓骨前缘
光明	目痛、夜盲、下肢痿痹、乳房胀痛	外踝尖上5寸，腓骨前缘
阳辅	偏头痛、目外眦痛、咽喉肿痛、瘰疬、脚气、胸胁胀痛、下肢痿痹、半身不遂	外踝尖上4寸，腓骨前缘稍前方

续表

穴名	主 治 功 效	定 位
悬钟	落枕、胸胁胀痛、肩周炎、下肢痿痹、痔疾、咽喉肿痛、脚气、半身不遂	外踝尖上3寸，腓骨前缘
丘墟	颈项痛、胸胁胀痛、下肢痿痹、疟疾	足外踝前下方，趾长伸肌腱外侧凹陷处
足临泣	耳聋耳鸣、胸胁疼痛、遗溺、乳痈、头痛、月经不调、目赤肿痛、瘰疬、疟疾、足跗疼痛	在足背第4、5跖骨底接合部的前方，第5趾长伸肌腱外侧凹陷中
地五会	头痛、目赤、耳鸣、胁痛、乳痈、足背肿痛、内伤吐血	第4跖趾关节后方，第4、5跖骨间，小趾伸肌腱内侧缘
侠溪	头痛、目眩、耳鸣、耳聋、目赤肿痛、乳痈、热病、胁肋疼痛	第4、5趾间，趾蹼缘后方赤白肉际处
足窍阴	头痛、目赤肿痛、耳聋、咽喉肿痛、失眠、热病、胁痛、咳逆、月经不调	第4趾末节外侧，趾甲角0.1寸（指寸）

十二、足厥阴肝经

穴名	主 治 功 效	定 位
大敦	疝气、遗尿、月经不调、经闭、崩漏、癫痫、阴挺	足大趾末节外侧，距趾甲角0.1寸（指寸）
行间	头痛、目眩、目赤肿痛、青盲、口㖞、中风、胁痛、疝气、小便不利、崩漏、癫痫、带下、月经不调、痛经	足背第1、2趾间，趾蹼缘后方赤白肉际处
太冲	头痛、眩晕、目赤肿痛、下肢痿痹、崩漏、遗尿、小儿惊风、月经不调、癫痫、疝气、呕逆、口㖞、胁痛	足背侧，第1、2跖骨间，跖骨接合部前方凹陷中
中封	疝气、遗精、小便不利、腹痛、内踝肿痛	足内踝前，商丘与解溪连线之间，胫骨前肌腱内侧凹陷处
蠡沟	小便不利、月经不调、带下、下肢痿痹、遗尿	足内踝尖上5寸，胫骨内侧面中央

续表

穴名	主治功效	定位
中都	疝气、崩漏、腹痛、泄泻、恶露不尽	足内踝尖上7寸，胫骨内侧面中央
膝关	膝髌肿痛、下肢痿痹	阴陵泉后1寸，胫骨内上髁后下方，腓肠肌内侧头上部
曲泉	腹痛、遗精、阴痒、膝痛、月经不调、带下、痛经、小便不利	屈膝，膝内侧横纹头上方，半腱肌与半膜肌止端前缘凹陷处
阴包	腹痛、遗尿、小便不利、月经不调	股骨内上髁上4寸，股内侧肌与缝匠肌之间
足五里	小腹痛、小便不通、阴挺、睾丸肿痛、瘰疬、嗜卧	气冲直下3寸，大腿根部，耻骨结节下方，长收肌外缘
阴廉	月经不调、带下、小腹痛	气冲直下2寸，大腿根部，耻骨结节下方，长收肌外缘
急脉	疝气、小腹痛、阴挺	气冲外下方，腹股沟股动脉搏动处，前正中线旁开2.5寸
章门	腹痛、腹胀、泄泻、胁痛、痞块	在侧腹部，第11肋游离端下方
期门	胸胁胀痛、腹胀、呕吐、乳痛	乳头直下，平第6肋间隙，前正中线旁开4寸

十三、督脉

穴名	主治功效	定位
长强	泄泻、便血、便秘、痔疾、脱肛、癫狂痫、腰脊与尾骶部疼痛	尾骨端与肛门连线中点处
腰俞	月经不调、痔疾、腰脊强痛、下肢痿痹、癫痫	骶部后正中在线上，正对骶管裂孔
腰阳关	月经不调、遗精、阳痿、腰骶痛、下肢痿痹	腰部后正中线上，第4腰椎棘突下凹陷处
命门	阳痿、遗精、带下、遗尿、尿频、月经不调、腰脊强痛、手足逆冷、泄泻	腰部后正中线上，第2腰椎棘突下凹陷处

穴名	主 治 功 效	定 位
悬枢	泄泻、腹痛、腰脊强痛	腰部后正中线上，第1腰椎棘突下凹陷处
脊中	腰脊强痛、泄泻、痔疾、癫痫、黄疸、脱肛、小儿疳积	背部后正中线上，第11胸椎棘突下凹陷处
中枢	黄疸、呕吐、腹满、腰脊强痛	背部后正中线上，第10胸椎棘突下凹陷处
筋缩	癫痫、抽搐、背强、胃痛	背部后正中线上，第9胸椎棘突下凹陷处
至阳	胸胁胀满、黄疸、咳嗽、气喘、背痛、脊强	背部后正中线上，第7胸椎棘突下凹陷处
灵台	咳嗽、气喘、疔疮、背脊强痛	背部后正中线上，第6胸椎棘突下凹陷处
神道	心悸、健忘、咳嗽、背脊强痛	背部后正中线上，第5胸椎棘突下凹陷处
身柱	咳嗽、气喘、癫痫、背脊强痛	背部后正中线上，第3胸椎棘突下凹陷处
陶道	头痛、疟疾、热病、脊强	背部后正中线上，第1胸椎棘突下凹陷处
大椎	热病、疟疾、咳嗽、气喘、骨蒸、盗汗、癫痫、腰脊强痛、风疹、头痛项强、肩背痛	背部后正中线上，第7颈椎棘突下凹陷处
哑门	暴喑、舌强不语、癫狂痫、头痛、项强	后发际正中直上0.5寸，第1颈椎下
风府	头痛、项强、中风、眩晕、咽喉肿痛、失音、癫狂	后发际正中直上1寸，枕外隆凸直下，两侧斜方肌之间的凹陷中
脑户	头痛、头晕、项强、失音、癫痫	枕外隆凸上缘的凹陷处，风府直上1.5寸，后发际正中直上2.5寸
强间	头痛、目眩、项强、癫狂	风府与百会连线的中点，脑户上1.5寸
后顶	头痛、眩晕、癫狂病	在头部，后发际正中直上5.5寸

穴名	主治功效	定位
百会	头痛、眩晕、中风、失语、癫狂、脱肛、泄泻、健忘、不寐、阴挺	前（后）发际正中直上5（7）寸或两耳尖连线中点处
前顶	头痛、眩晕、鼻渊、癫痫	前发际正中直上3.5寸（百会前1.5寸）
囟会	头痛、眩晕、鼻渊、癫痫	前发际正中直上2寸（百会前3寸）
上星	头痛、目痛、鼻渊、鼻衄、癫狂、疟疾、热病	前发际正中直上1寸
神庭	头痛、眩晕、失眠、鼻渊、癫痫	前发际正中直上0.5寸
素髎	鼻渊、鼻衄、喘息、昏迷、惊厥、新生儿窒息	鼻尖正中
水沟	昏迷、晕厥、癫狂痫、小儿惊风、口角㖞斜、腰脊强痛	人中沟上1/3与中1/3交点处
兑端	癫狂、齿龈肿痛、口㖞、鼻衄	人中沟下端皮肤与唇的交界处
龈交	癫狂、齿龈肿痛、口㖞、口臭、鼻渊	唇系带与上齿龈相接处

十四、任脉

穴名	主治功效	定位
会阴	小便不利、阴痛、痔疾、遗精、月经不调、昏迷、癫狂、溺水窒息	会阴部，男性为阴囊根部与肛门连线的中点，女性为大阴唇后联合与肛门连线的中点
曲骨	小便不利、遗尿、遗精、阳痿、痛经、带下、月经不调	前正中线，脐下5寸，耻骨联合上缘中点处
中极	小便不利、遗尿、疝气、遗精、阳痿、不孕、月经不调、崩漏带下、阴挺	前正中线上，脐下4寸
关元	遗尿、小便频数、尿闭、泄泻、腹痛、遗精、阳痿、疝气、月经不调、带下、中风脱证、虚劳赢瘦、不孕	前正中线上，脐下3寸

续表

穴名	主 治 功 效	定 位
石门	腹痛、水肿、疝气、小便不利、泄泻、带下、崩漏、经闭	前正中线上，脐下 2 寸
气海	腹痛、泄泻、便秘、遗尿遗精、疝气、阳痿、月经不调、崩漏、虚脱、形体羸瘦、经闭	前正中线上，脐下 1.5 寸
阴交	腹痛、水肿、疝气、月经不调、带下	前正中线上，脐下 1 寸
神阙	腹痛、泄泻、脱肛、水肿、虚脱	脐中央
水分	水肿、小便不通、腹泻、腹痛、反胃、吐食	前正中线上，脐上 1 寸
下脘	腹痛、腹胀、泄泻、呕吐、食谷不化、痞块	前正中线上，脐上 2 寸
建里	胃痛、呕吐、食欲减退、腹胀、水肿	前正中线上，脐上 3 寸
中脘	胃痛、呕吐、吞酸、呃逆、腹胀、癫狂、泄泻、黄疸	前正中线上，脐上 4 寸
上脘	胃痛、呕吐、呃逆、腹胀、癫痫	前正中线上，脐上 5 寸
巨阙	胸痛、心痛、心悸、呕吐、癫狂痫	前正中线上，脐上 6 寸
鸠尾	胸痛、呃逆、腹胀、癫狂痫	前正中线上，胸剑联合下 1 寸
中庭	胸胁胀满、心痛、呕吐、小儿吐乳	前正中线，平第 5 肋间隙，胸剑联合中点处
膻中	咳嗽、气喘、胸痛、心悸、乳少、呕吐、噎膈	前正中线上，平第 4 肋间隙，两乳头连线中点
玉堂	咳嗽、气喘、胸痛、呕吐	前正中线上，平第 3 肋间隙
紫宫	咳嗽、气喘、胸痛	前正中线上，平第 2 肋间隙
华盖	咳嗽、气喘、胸胁胀满	前正中线上，平第 1 肋间隙
璇玑	咳嗽、气喘、胸痛、咽喉肿痛	前正中线上，天突下 1 寸
天突	咳嗽、气喘、胸痛、咽喉肿痛、暴喑、瘿气、噎膈、梅核气	前正中线上，胸骨上窝中央

穴名	主 治 功 效	定 位
廉泉	舌下肿痛、舌纵流涎、舌强不语、暴喑、喉痹、吞咽困难	前正中线上，喉结上方舌骨上缘凹陷处
承浆	口㖞、齿龈肿痛、流涎、暴喑、癫狂	在面部，颏唇沟正中凹陷处

附录3
数字家庭心脏康复指南

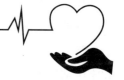

河南省康复医学会心血管病康复分会

（摘要）

本指南按照《标准化工作导则 第1部分：标准的结构和编写》（GB/T1.1—2009）规定的规则起草。主要起草人：杜廷海、牛琳琳、温鑫、张辉、程江涛、王东伟、赵阳、孙艳玲、芮浩淼等。

尽管心脏康复对心血管病的益处已被反复证实，许多国家也为心脏康复提供了大力支持，相关指南、政策相继出台，但目前世界范围内心脏病患者康复的现状仍不容乐观，存在院外依从性低、自我管理差等问题。国内外多项研究表明，各类心脏病患者心脏康复的参与率仅在10%~50%。数字技术的出现为无法参加传统心脏康复的患者提供了新的选择。数字技术已在国外心脏康复中得到较为广泛的运用，并取得相似或优于传统心脏康复方案的效果。

1. 范围　本指南指出了数字家庭心脏康复基于物联网的实时监测、动态评估、及时预警和精准干预的内容。

本指南适用于中医、中西医结合临床心血管内科医师和全科医师。

本指南所列的相关内容供临床应用时参考。

2. 规范性引用文件（略）

3. 术语和定义

（1）数字医学（digital medicine）包括软件或硬件产品，通常有临床证据支持，在健康服务中发挥测量或干预作用。例如，数字诊断、数字生物标记物和患者远程监测设备。

（2）数字家庭（digital home）是以住宅为载体，利用物联网、云计算、大数据、移动通信、人工智能等新一代信息技术，实现系统平台、家居产品的互联互通，满足用户信息获取和使用的数字化家庭生活服务系统。

（3）家庭心脏康复。患者在医院接受心脏康复系统评估和个体化处方后，在家中使用远程监测设备执行心脏康复处方的心脏康复模式。

数字疗法（digital therapeutics，DTx）向患者提供基于证据的治疗干预，这些干预措施由软件驱动，以预防、管理和治疗机体不适或疾病。它们可以独立使用或与药物、设备、其他疗法配合使用，以优化患者的治疗和预后，是先进的技术与设计、临床效果、可用性和数据安全性的整合体。

4. 适用人群 本指南适用人群为各级医疗卫生机构医务工作人员和心血管疾病患者。

5. 家庭心脏康复体系建设

（1）团队人员。除了心脏康复常规的中西医心血管内科医师、全科医师、康复治疗师、营养学家、心理学家、健康教育工作者等团队人员外，物联网专家、社区工作者必不可少。

（2）医院专科医师-社区全科医师（家庭医师/村医）-家庭三级联动建立各级分工明确、上下联动、科学可行、功能整合、衔接互补的工作制度，保障三级防控体系的平稳高效运行。以数字家庭心脏康复管控系统为工具，以专科医院、社区医疗机构为组织网络，向家庭提供心脏康复标准化全程服务，并通过数字家庭心脏康复管控系统，在医疗机构、社区、家庭之间开展网络组织间远程诊断、转诊会诊、康复指导等技术服务。以体域网为基础，对各种监护设备（含可穿戴设备）的数据进行采集，同时通过大数据技术实施信息化统一管理和共享，数据实时共享，实施多级诊疗、优化资源调度，实现医院专科医师-社区全科医师（家庭医师/村医）-家庭的闭环服务。

（3）医院专科医师-社区全科医师（家庭医师/村医）-家庭三级联动职责：

1）家庭职责。在知情同意的前提下，患者应如实告知医护人员其疾病信息，并接受体格检查和辅助检查等。患者及其家属应配合医护人员建立心脏康复电子健康档案，完成规定的管理措施并及时、高效地将相关信息反馈给医护人员。

2）社区全科医师（家庭医师／村医）职责。建立心脏康复电子健康档案，并通过面对面或网络等形式对心血管疾病人群开展健康宣教、定期随访、监督执行等，强化患者的健康认识。对急危重症患者或管理效果不佳的患者可根据病情进行远程会诊或转诊。

3）三级医院／专科医院职责。建立基层首诊、双向转诊、急慢分诊、上下联动的机制，三级医院专科医护人员负责明确信息采集参数、评估运动风险、制订心脏康复方案并监督方案的实施、监控运动安全，开展技术帮扶、指导治疗、远程会诊、定期巡诊，促进优质医疗资源下沉。

4）设施。数字监测设备是数字家庭心脏康复的核心，健康宣教设备是数字家庭心脏康复的关键。数字监测设备包含感知端（由各类穿戴式设备组成，能够实现自然状态下获取、处理、组网传输心电、血压、血氧饱和度、体温、血糖、呼吸等生理信号）、中继端（手机或平板电脑等）、中心端（数据管理中心或系统平台）。智能运动器材包括智能跑步机、智能运动检测器材等。健康宣教设备，如健康教育宣传栏、影像等演示设备、多媒体教学设备及培训手册、宣传教育材料等。

5）数字监控指标。包括体温、心电学指标、动脉血压、呼吸、血氧饱和度、睡眠呼吸监测［重点监测有无阻塞性睡眠呼吸暂停低通气综合征（OSAHS）、呼吸频率变化与缺氧的情况及二者关系］、运动量监测等。高血压数智化高质量管理还需观察血压目标范围内时间，这反映了长期随访期间的平均血压达标情况，还可以评估血压变异程度。按照数字心脏康复服务模式，进行实时监测、主动预警和及时干预。

6）巡诊急救措施（略）。

7）电子健康档案的建立与管理（略）。

8）评价指标包括参与率、达标率、健康行为方式的改善（活动、饮食、心理、烟酒使用、药物依从性等）、心血管危险因素的调控达标（运动耐力、血压、血脂水平、血糖控制等）、心理健康（焦虑抑郁量表等）、生活质量评价（生存质量、幸福指数、满意度等）、远期效果评价（再入院率、复发性心血管事件等）、卫生经济学指标（总费用、成本效果分析）等。

6. 康复评估 初始评估和阶段评估均应在专科医院完成，强调尽可能全面、精准，包括一般医学评估（病史采集、客观检查等）、心肺功能评估（评估的项目主要有心肺运动试验，如无这种设备，可用运动负荷试验、6分钟步行试验代替）、肌肉适能评定［最大力量（1-RM）测试及 X-RM 测试、徒手肌肉适能评定方法等］、柔韧性和平衡适能评定、日常生活活动能力评估（巴塞尔指数等）、认知功能的评估（简易精神状态检查等）、生命质量的评估、精神心理状态的评估（患者健康问卷、广泛性焦虑量表等）、睡眠质量评估、营养状态评估、戒烟评估、职业评估、中医辨证分型、中医体质测评等。心肺功能测试是核心，包括心肺耐力评估（通常以心肺运动试验或心电图运动平板试验测试最大运动耐力、6分钟步行试验评估患者日常活动能力）和其他帮助评估心血管健康的内容，如12导联心电图、超声心动图、静态和动态血压、静息和动态心电监测、体重指数、腰围、腰臀比、血脂、空腹血糖、糖化血红蛋白、脑钠肽（BNP）、虚弱程度评估等。有一些量表较简单，在家庭可通过家属或自我评估，常用的有巴塞尔指数、患者健康问卷、尼古丁依赖量表、职业能力评估、活动量评估等。

7. 实时监测、动态评估、及时预警 常用数字化工具包括三个层面：感知层面、中继层面和汇聚层面。感知层面由各类穿戴式设备组成，获取心脏病患者家庭运动量、运动轨迹、体温、心率、血压、呼吸、血氧饱和度、心电信息和监控图像，动态评价心脏康复功能，有异常情况时报警；手持终端（手机或平板电脑等）作为中继层面，供医患双方使用，接收感知层面数据；通过物联网技术将数据传输给汇聚层面（数据管理中心或系统平台）。可穿戴设备包括智能数字服装、高级健身追踪器、智能手表及手环等；交互方式有语音交互、触觉交互、意识交互等。

有研究探索电子技术设备，包括可穿戴式心率监测、远程便携式心电监护和移动远程监控系统在家庭心脏康复中的价值，结果显示，基于电子技术的居家心脏康复患者的依从性、运动能力和心率控制均等于或优于接受心脏康复中心模式的患者。将中医四诊技术与信息技术结合，从多维角度进行量化测量，采集、存储各种健康信息并进行综合辨证。通过中医体质学研究形成儿童、成年人、老年人等不同年龄层的体质辨识量表及调理方案，覆盖了生命全周期。建议开发满足心脏康复特殊需求的家庭心脏康复管理系统，可充分利用人体物联网技术，搭建从医院到家庭的三级心脏康复闭环服务，提高康复质量和技术水平。三级医疗体系的一体化心脏康复工具不受时间、地点限制，实现无缝隙的心血管和运动功能的中心监测、分析、预警、康复指导功能。

8. 数字家庭心脏康复干预措施

（1）动静结合运动。康复运动的适应证、禁忌证，以及康复运动处方的制订、实施、监测、注意事项参照有关指南和专家共识。太极拳、八段锦、五禽戏等中医健身锻炼方法结合了传统导引、吐纳的方法，注重练身、练气、练意三者之间的紧密协调，动作平稳缓和，对提高心脏病患者的活动耐量，改善其生活质量有着积极的作用。推荐患者进行八段锦、太极拳、五禽戏、六字诀等中医功法锻炼。基于移动医疗技术指导的家庭远程心脏康复能解决患者参与家庭心脏康复的大部分障碍，后台系统实时读取智能手环的运动心率、运动速度、运动时间等参数，根据预先制订的运动处方，实时调整运动量，全程指导康复运动，充分达到运动效果。居家远程虚拟现实技术心脏康复系统取得了良好的干预效果。

（2）情志疗法。心理康复是心脏康复的重要一环，家庭互动有利于提高效果。缺少家庭亲情和精神慰藉使独居老人存在较大的心理健康问题。通过家庭心脏康复系统评估，采取个体化情志疗法。

（3）中医外治疗法。中医外治疗法适用于心脏康复一、二、三期。临床应用时应根据患者体质及合并症、兼夹症状，辨证选穴治疗。穴位选择参考《中医外治技术在心脏康复中应用的专家建议》。针灸、推拿、中药熏洗等中医适宜技术简便易行、方法灵活多样，医疗设备简单、廉价，容易在社区、家庭使用，尤适合居家心脏康复和上门服务，专业人员可指导居家患者及其家属选用适宜的外治疗法，如穴位按摩，常用穴位有内关、曲池、足三里、膻中、神门、百会等，并向其说明操作方法、流程、技巧和注意事项等，以此达到自我治疗的效果，更加符合家庭康复人群的需要。

（4）辨证食疗。通过数字家庭心脏康复程序指导患者及其家属实施辨证食疗或饮食处方。参考有关文献系统评价结果，合理应用食药两用或适合保健的中草药。

（5）康复教育。利用家庭心脏康复管理系统，实现远程家庭康复指导，在线解答疑问，提醒患者按时合理用药，养成健康生活方式。

（6）循证辨证用药。通过数字家庭心脏康复管理系统，更好地指导患者正确的服药方法、注意事项，监督其按时服药，提高依从性。

（7）睡眠管理。对于睡眠障碍患者应进行睡眠卫生教育，根据不同情况选择松弛疗法、刺激控制疗法、认知行为疗法、中医外治疗法（如耳穴贴敷疗法）、足浴疗法、脑电生物反馈疗法、脑反射治疗、脑电治疗等；根据康复运动处方进行主动动静结合运动、康复教育、音乐疗法等。

（8）戒烟限酒。利用数字家庭心脏康复管理系统指导所有患者戒烟，并避免二手烟；加强对吸烟患者的戒烟教育和行为指导，可应用药物辅助戒烟，减少戒断症状。耳穴戒烟具有易操作、依从性好等特点，可用于辅助戒烟。

9. 质量控制　所有从事心脏康复工作的医务人员需接受正规的心脏康复培训并达标，基层医务人员重点掌握有关心脏康复的指南。心脏康复过程中分别在基线、干预1个月、干预2个月和干预3个月接受系统评估，将检测数据保存到数据库中，根据评估结果制订或调整个体化心脏康复处方，评价达标率。选择家庭心脏康复的患者应完成院内示范指导1次，时间60 min，目的是让患者掌握运动技巧和风险把控。随访时间每个月1次，随访模式以门诊随访和互联网随访相结合。随访内容包括用药情况、症状和体征、运动和生活方式改善情况、血生化检测和有无不良心血管事件。建立随访档案，根据随访结果对患者进行再评估，适时调整康复处方，提高患者家庭自我管理能力。